骨・関節術後感染
予防ガイドライン
2015

Japanese Orthopaedic Association (JOA) Clinical Practice Guideline on the Prevention of Surgical Site Infections in Bone and Joint, 2015
©The Japanese Orthopaedic Association, 2015
Published by Nankodo Co., Ltd., Tokyo, 2015

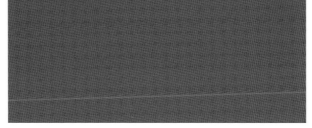

文献アブストラクトCD-ROM付

骨・関節術後感染予防ガイドライン
2015

改訂第2版

監修
日本整形外科学会　日本骨・関節感染症学会

編集
日本整形外科学会診療ガイドライン委員会
骨・関節術後感染予防ガイドライン策定委員会

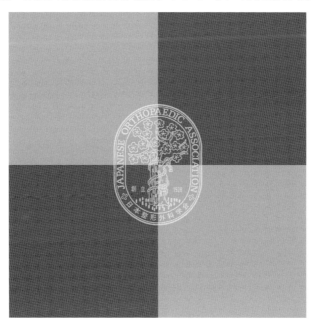

南江堂

監 修

日本整形外科学会
日本骨・関節感染症学会

編 集

日本整形外科学会診療ガイドライン委員会
骨・関節術後感染予防ガイドライン策定委員会

■ 予防ガイドライン2015（第2版）策定組織 ■

＜日本整形外科学会＞
　理事長　　岩本　幸英　　九州大学大学院　教授

＜日本整形外科学会診療ガイドライン委員会＞
　担当理事　水田　博志　　熊本大学大学院　教授
　委員長　　内尾　祐司　　島根大学　教授

＜骨・関節術後感染予防ガイドライン策定委員会＞
　委員長　　松下　和彦　　川崎市立多摩病院(指定管理者：聖マリアンナ医科大学)病院教授
　委　員　　阿部　哲士　　帝京大学　病院教授
　　　　　　石井　朝夫　　東京医科大学茨城医療センター　教授
　　　　　　梶山　史郎　　長崎大学　助教
　　　　　　小谷　明弘　　杏林大学　特任教授
　　　　　　斎藤　政克　　医療法人宝生会PL病院　部長
　　　　　　正岡　利紀　　東京医科大学　講師
　　　　　　山田　浩司　　関東労災病院
　アドバイザー　勝呂　徹　　東邦大学　名誉教授
　　　　　　舘田　一博　　東邦大学医学部微生物・感染症学講座　教授

＜構造化抄録作成者＞（五十音順）

朝田　滋貴	浅原　智彦	安達　信二	石田　常仁
伊藤　龍登	伊藤　正明	大野久美子	岡　　敬之
加藤　成隆	北沢　貴利	木村　理夫	久保　宏介
倉持　大輔	小池　良直	小島　　理	酒井　晋介
宍戸　孝明	﨑村　俊之	鈴木　秀和	高橋　　翼
立岩　俊之	玉井　　崇	中川　晃一	西坂　文章
野中　藤吾	日浦　　健	樋口　淳也	松下　哲尚
松本　　浩	宮本　　亘	森　　成志	山川　聖史
吉井　雄一	吉野　聡一		

日本整形外科学会診療ガイドライン改訂にあたって

　高齢社会を迎えたわが国では，2010年時点の平均寿命が男性79.6歳，女性が86.4歳，65歳以上の高齢者人口が2,956万人に及んでいます．1947年時点の平均寿命は男性50.1歳，女性54.0歳でしたから，わずか60余年の間に平均寿命が男女とも約30年も延長したことになります．急激な高齢化により疾病構造も様変わりし，骨粗鬆症や変形性関節症，腰部脊柱管狭窄症などが，整形外科の主要疾患に仲間入りしました．一方，診断・治療技術も近年めざましい進歩をとげました．画像診断をはじめとする診断技術の進歩により病変の早期かつ正確な診断が可能となり，数々の優れた薬剤や高度な手術法の開発により優れた治療成績が得られるようになったのです．しかし一方で，幾多の診断技術や治療法のオプションの中から，個々の患者さんのために最も適切な方法を選ぶにあたり，何らかのガイドラインが必要になってきました．

　ほとんどの患者さんが求めている医療は，安全で確実な医療，すなわち標準的な医療です．日本整形外科学会では，運動器疾患の患者さんに標準的な医療を提供するために，各疾患に対するエビデンスに基づいた「ガイドライン」を策定し，時間が経過したものについては改訂作業を進めています．この診療ガイドラインが，医療の現場，および医師教育の場で十分に活かされ，運動器医療の向上につながっていくことを願ってやみません．

　2015年4月

日本整形外科学会理事長
岩　本　幸　英

運動器疾患ガイドライン策定の基本方針

2011年2月25日
日本整形外科学会診療ガイドライン委員会

1．作成の目的
　本ガイドラインは運動器疾患の診療に従事する医師を対象とし，日本で行われる運動器疾患の診療において，より良い方法を選択するための1つの基準を示し，現在までに集積されたその根拠を示している．ただし，本書に記載されていない治療法が行われることを制限するものではない．主な目的を以下に列記する．
　1）運動器疾患の現時点で適切と考えられる予防・診断・治療法を示す．
　2）運動器疾患の治療成績と予後の改善を図る．
　3）施設間における治療レベルの偏りを是正し，向上を図る．
　4）効率的な治療により人的・経済的負担を軽減する．
　5）一般に公開し，医療従事者間や医療を受ける側との相互理解に役立てる．

2．作成の基本方針
　1）本ガイドラインはエビデンスに基づいた現時点における適切な予防・診断と適正な治療法の適応を示すものとする．
　2）記述は可能な限りエビデンスに基づくことを原則とするが，エビデンスに乏しい分野では，従来の治療成績や理論的な根拠に基づいて注釈をつけた上で記述してもよい．
　3）日常診療における推奨すべき予防・診断と治療法をエビデンスに基づいて検証することを原則とするが，評価が定まっていない，あるいはまだ普及していないが有望な治療法について注釈をつけて記載してもよい．

3．ガイドラインの利用
　1）運動器疾患を診療する際には，このガイドラインに準拠し適正な予防・診断・治療を行うことを推奨する．
　2）本ガイドラインは一般的な記述であり，個々のケースに短絡的に当てはめてはならない．
　3）診療方針の決定は医師および患者のインフォームド・コンセントの形成の上で行われるべきであり，とくに本ガイドラインに記載のない，あるいは推奨されていない治療を行う際は十分な説明を行い，同意を得る必要がある．
　4）本ガイドラインの一部を学会方針のごとく引用し，裁判・訴訟に用いることは本ガイドラインの主旨ではない．

4．改訂
　本ガイドラインは，運動器疾患診療の新たなエビデンスの蓄積に伴い随時改訂を行う．

2015（第2版）の序

　2006年5月に骨・関節術後感染予防ガイドラインの初版が刊行されて，すでに9年の歳月が経過した．2008年5月に改訂作業に着手し，計12回の委員会およびmailでの審議を経て骨・関節術後感染予防ガイドライン2015（改訂第2版）の刊行に至った．

　作成方法は，初版と同様に日本整形外科学会診療ガイドライン委員会の基本方針にしたがった．初版の文献検索期間以降の2003年3月20日から2011年8月24日までの間で，骨・関節手術に関連した感染症について検索することができた論文のすべての抄録を査読し，その結果選んだ論文を全文査読した．このように作成したガイドラインは，ある程度の信頼性をもった公平な内容を示せることが利点である．しかし，文献検索期間以降の新たなエビデンスを紹介できないという欠点がある．したがって，どうしても紹介したい文献検索期間以降のエビデンスは，各章のまとめのところに記載したので，ぜひ一読していただきたい．

　日本人工関節学会のホームページによると，年間12万件以上の人工関節置換術が本邦で行われている．手術部位感染（surgical site infection：SSI）の発生率を1％としても，年間1,200例のSSIが発生していることになる．Centers for Disease Control and Prevention（CDC）のGuideline for Prevention of Surgical Site Infection（1999）も改訂作業中で，今年中には公開されるとの情報がある．われわれは，整形外科独自の特徴のあるガイドラインを目指したが，本ガイドラインがSSI発生率の低下に少しでも役立てば幸いである．

　本ガイドラインの作成には多くの方々の御支援・御協力をいただいた．日本整形外科学会診療ガイドライン委員会担当理事，委員長の先生方，日本骨・関節感染症学会の役員の先生方および会員諸氏，骨・関節術後感染予防ガイドライン策定委員会の7名の委員および2名のアドバイザー，構造化抄録を作成していただいた34名の先生方，作業を支援して下さった一般財団法人国際医学情報センター，出版社南江堂の諸氏に深く感謝いたします．

2015年4月

日本整形外科学会
骨・関節術後感染予防ガイドライン策定委員会
委員長　松下　和彦

初版発行時の編集

●日本整形外科学会診療ガイドライン委員会
　骨・関節術後感染予防ガイドライン策定委員会

■ 診療ガイドライン策定組織 ■

＜日本整形外科学会＞
　理事長　　　越智隆弘

＜日本整形外科学会診療ガイドライン委員会＞
　担当理事　　松下　隆
　委員長　　　四宮謙一

＜骨・関節術後感染予防ガイドライン策定委員会＞
　委員長　　　早乙女紘一
　委　員　　　石井朝夫　　伊藤　浩　　北川知明　　小谷明弘　　松下和彦
　　　　　　　勝呂　徹

＜査読委員＞（五十音順）

赤荻　博	安部伊知朗	稲福全人	上野　悟	後山恒範
内倉長造	大島文夫	大野　彌	長田伝重	小寺正純
佐々木茂	佐藤　卓	関口昌之	高橋　寛	丹代　晋
千葉英史	恒川博巳	寺西　正	中島浩志	中村秀紀
浜口英寿	浜辺正樹	平野　純	福島　真	藤谷博人
藤原　淳	前田龍智	馬目晃匡	三浦竹彦	六崎裕高
森脇孝博	野内隆治			

日本整形外科学会診療ガイドライン刊行にあたって

近年，診療現場で医師に求められることが大きく変わってきた．高いレベルの医療が求められることは言うまでもない．そして，その前段階として患者に正確な診療情報を伝え，患者が主体となって診療法を選択することが求められる．このプロセスを欠かすと医師自身が窮地に陥ることがある．診療の場で「先生にお任せします」「私に任せておきなさい」という会話は昔のこととなった．

直面する疾患に対する診療法に関して，明確な科学的根拠に沿って分かり易く説明するのは医師の義務となった．その内容として，症状改善の確率，合併症発生の確率，治療費などが正確な根拠のもとで表現される必要がある．診療に関する説明は医師間で共通でなくてはならない．病診連携などの目的で患者を他施設に紹介する時にも，関わった各医師の説明が食い違っていれば，根拠の少ない説明をした医師が責められることもある．

医師が共通して納得する診療情報をいかにして作るか．先端的な科学論文内容で裏打ちされた内容であれば専門医の間での異論は生じない．しかも国際的評価にも妥当とされる高いレベルの診療内容であるはずだ．そのような背景のもと，主要疾患の診療内容に関するエビデンスに基づく診療ガイドライン作成が求められ，日本整形外科学会（日整会）診療ガイドライン委員会では日常の整形外科診療で頻繁に遭遇する疾患や重要度が高いと思われる11疾患を選び，診療ガイドラインの作成を平成14年度にスタートさせた．

11疾患のうち「腰椎椎間板ヘルニア」，「頚椎症性脊髄症」，「大腿骨頚部/転子部骨折」，「軟部腫瘍診断」，「頚椎後縦靱帯骨化症」の5疾患については既に出版された．これらに続いて，この度，「前十字靱帯（ACL）損傷」，「上腕骨外側上顆炎」，「骨・関節術後感染予防」の3項目の診療ガイドラインが出版されることになった．更に将来，同内容を分かり易くまとめた患者向けガイドラインを出版して診療情報を医師と患者間で広く共有する手がかりにさせてほしいとの希望もある．遠からず診療現場で，医師が医師向けガイドラインを，そして患者と家族が同内容の患者向けガイドラインを手に診療内容の選択をする姿が予想される．

そのように重要な意味のある診療ガイドラインであるが，本書出版にあたり各診療領域の代表的な先生方が先端的な論文の根拠を整理してまとめ，多くの方々の御尽力により完成に到った．多大な時間とエネルギーを注いで下さった日整会や関連学会の委員，査読委員など，御世話下さった多くの方々に改めて御礼を申し上げたい．

本書が医療現場での医師と患者の相互信頼を深め，高いレベルの整形外科診療が円滑に進められる一助になることを確信している．

2006年5月

日本整形外科学会理事長
越 智 隆 弘

骨・関節術後感染予防ガイドライン（初版）の序

日本整形外科学会は事業の一環として，整形外科疾患の診療ガイドラインの作成を平成14年度から開始し，平成17年にまず5疾患について，続いて今回3疾患の診療ガイドラインが完成した．これで，11疾患のうち8疾患の診療ガイドラインを世に送り出すことができた．

一般的に診療ガイドラインとは質の高い新しい情報に基づいて医療を提供するのに役立つ素材であり，患者と主治医がより良い解決策を探って行こうとするときに，その手引きとして傍らに置いておく資料である．今日，診療ガイドラインを出版するにあたり，診療ガイドラインを個々の患者に短絡的に当てはめてはならないことをまず強調したい．

本診療ガイドラインは，広範囲な科学論文の検索から，疾患の専門医たちによる厳密な査読をおこない，信頼性と有益性を評価したうえで作成された．論文のエビデンスを根拠とする推奨レベルには特に多くの議論を費やした．その結果，当初，推奨度はAの「強く推奨する」からDの「推奨しない」の4段階としていたが，項目によっては科学的論文数が不十分であったり，結論の一致を見ない項目があるために，その推奨レベルとして（Ⅰ）レベル「（Ⅰ）：委員会の審査基準を満たすエビデンスがない，あるいは複数のエビデンスがあるが結論が一様でない」を新たに追加した．このような項目に関しては，整形外科専門家集団としての委員会案をできるだけその項目中に示すように努力した．

近年の医学の進歩に伴い，従来からおこなわれてきた治療法は今後劇的に変化する可能性がある一方で，種々の治療法が科学的根拠に基づくことなく選択されている．さらにわが国ではさまざまな民間療法が盛んにおこなわれており，なかには不適切な取り扱いを受けて大きな障害を残す例も認められている．このように不必要な治療法，公的に認められていない治療法，特に自然軽快か治療による改善か全く区別のつかないような治療法に多くの医療費が費やされている現状は，早急に改善されるべきと考えられる．

今回作成された診療ガイドラインは，現在の治療体系を再認識させるとともに，有効で効率的な治療への第一歩であると考えられる．しかし，科学的な臨床研究により新たな臨床知見が出現する可能性もあり，今後定期的に改訂を試みなければならない．倫理規定を盛り込んだ前向きな臨床研究をおこなう必要を強く実感する．このように，科学的根拠に基づいてより良い診療ガイドラインを作成し続けることは，患者の利益，医学発展，医療経済の観点から日本整形外科学会の責務であると考えている．

2006年4月

日本整形外科学会
診療ガイドライン委員会委員長
四 宮 謙 一

目　次

前　文 ……………………………………………………………………………… 1

第 1 章　骨・関節術後感染予防のための疫学 ……………………… 11

- **CQ 1.** 整形外科手術サーベイランスにおけるSSIの定義は ……………… 12
- **CQ 2.** SSI発生率は ……………………………………………………… 18
- **CQ 3.** SSIの原因菌で頻度の高いものは何か ………………………… 21
- **CQ 4.** 易感染性宿主はSSI発生率が高いか …………………………… 23
- **CQ 5.** 生物学的製剤の使用は整形外科手術においてSSIのリスクとなるか …… 26

第 2 章　術前・術中での術後感染予防のための管理・対策 …… 31

2.1　患者，術野および創閉鎖に対する管理・対策 ………………… 34

- **CQ 1.** 術前の鼻腔およびその他の部位の除菌はSSI発生率を減少させるか …… 34
- **CQ 2.** 周術期血糖コントロールにより，SSIのリスクが減少するか ……… 39
- **CQ 3.** 術野の剃毛を行うことにより，SSIが減少するか ………………… 41
- **CQ 4.** 術野の術直前ブラッシングはSSI発生予防に有用か ……………… 43
- **CQ 5.** 骨関節手術において手術野に使用する消毒薬によりSSI発生率に差があるか …………………………………………………………… 44
- **CQ 6.** 術中のドレープ使用はSSIのリスク減少に有用か ………………… 46
- **CQ 7.** SSIを予防するためには，創閉鎖にどのような縫合糸を使用すべきか …… 48

2.2　術者に対する管理・対策 ………………………………………… 50

- **CQ 8.** SSI発生予防に対する術者の必要な手洗い方法は ………………… 50
- **CQ 9.** 人工関節置換手術などの骨関節外科において，
  a. 不織布製のガウンは綿製のガウンよりSSIを減少させるか
  b. 閉鎖性のガウン，全身排気スーツ（body-exhaust suits），手術用ヘルメット（Steri-Shield filtered exhaust helmet）などの使用でSSIが減少するか …… 52
- **CQ 10.** 人工関節置換術などの骨関節外科手術では手術用手袋を二枚重ねで使用することによりSSIが減少するか ………………………… 55

2.3　手術室の管理・対策 ……………………………………………… 57

- **CQ 11.** 人工関節手術でバイオクリーンルームを使用することでSSIが減少するか … 57
- **CQ 12.** 手術室入室時の履物の変更は必要か ………………………… 59

第3章 術後感染予防のための抗菌薬の適正使用 ……… 63

- **CQ 1.** 人工関節置換術を除く整形外科領域の清潔手術において，抗菌薬の予防投与はSSI発生率を低下させるか ……… 65
- **CQ 2.** 人工関節置換術における抗菌薬の予防投与はSSI発生率を低下させるか ……… 67
- **CQ 3.** SSI発生予防のための抗菌薬の適切な投与経路は ……… 69
- **CQ 4.** SSI発生予防のための抗菌薬の適切な静脈内投与時期はいつか ……… 71
- **CQ 5.** SSI発生予防のための抗菌薬投与後，いつ駆血帯を使用すべきか ……… 73
- **CQ 6.** 人工関節置換術においてSSI発生予防のための抗菌薬の1回投与量は ……… 74
- **CQ 7.** 人工関節置換術においてSSI発生予防のための抗菌薬の投与間隔は ……… 77
- **CQ 8.** 人工関節置換術においてSSI発生予防のための抗菌薬の投与期間は ……… 79
- **CQ 9.** SSI発生予防のために第一選択とする抗菌薬は何か ……… 81
- **CQ 10.** 抗MRSA薬の予防投与の適応は ……… 83
- **CQ 11.** 術野に使用する洗浄液に抗菌薬を入れることは有用か ……… 87

第4章 術後での感染予防のための対処・管理 ……… 89

- **CQ 1.** SSIの有無を判定するための有用な検査法はあるか ……… 91
- **CQ 2.** 術後のドレナージとその管理について，
  - a. 術後ドレナージはSSI発生予防に有用か
  - b. 術後創部のドレーンの留置期間は ……… 95
- **CQ 3.** 高頻度に感染をきたす創外固定用ピンのSSI発生予防のために術後どのような対応・管理がよいか
  - a. 創外固定用ピン刺入部の清潔処置は毎日行うべきか
  - b. 創外固定用ピン刺入部は清潔な被覆材で覆っておくべきか
  - c. 創外固定用ピン刺入部の清潔処置に消毒薬は必要か
  - d. 消毒薬として何がよいか
  - e. 創外固定用ピン刺入部に感染が疑われた場合の対処はどうするか ……… 98
- **CQ 4.** 術後の創処置について消毒および被覆は必要か ……… 101
- **CQ 5.** 術後創部に対する湿潤閉鎖療法（ハイドロコロイドドレッシング材）はSSIを減少させるか ……… 103

第5章 SSIサーベイランス ……… 105

- **CQ 1.** 適切な追跡期間は ……… 107
- **CQ 2.** カルテ確認のみでSSI診断は十分に行えるか ……… 110
- **CQ 3.** SSIの退院後調査は必要か ……… 113
- **CQ 4.** SSIサーベイランスを行うことでSSI発生率は改善するか ……… 116

索引 ……… 118

前　文

1 改訂にあたり

　2006年5月に骨・関節術後感染予防ガイドラインの初版が発行された．初版は2003年3月までの文献をもとに作成されたもので，その後約10年が経過したことになる．その間に，メチシリン耐性黄色ブドウ球菌（methicillin-resistant *Staphylococcus aureus*：MRSA）やメチシリン耐性表皮ブドウ球菌（methicillin-resistant *Staphylococcus epidermidis*：MRSE）などの多剤耐性菌による手術部位感染（surgical site infection：SSI）の増加など，整形外科領域のSSIにも変化がみられる．ガイドラインは継続的な改訂が必要とされている．2008年5月に改訂のための策定委員会が立ち上がり，2003年3月20日から2011年8月24日までの文献検索をもとに改訂作業が行われた．

　主な変更点について述べる．Infection Control Doctor（ICD），Infection Control Nurse（ICN），Infection Control Team（ICT）などにより，種々の院内感染活動が行われ，成果をあげつつある．他科のICDやICNにとっては，整形外科領域のSSIやそのサーベイランスはわかりにくく，是非サーベイランスについて解説してほしいとの要望が改訂作業中に寄せられた．そこで，SSIサーベイランスの章を新たに設けることになり，文献を追加検索した．

　初版の作成にあたり，日本の論文が非常に少ないことが課題としてあげられた．しかし，その後日本整形外科学会学術研究プロジェクト調査である「整形外科領域の術後感染の疫学」が論文として発表された．日本におけるSSI発生率など，日本のデータを加えることができた．

　近年，ガイドラインの外部評価の重要性がいわれており，Mindsはガイドライン公開前に作成委員以外の臨床の医療者，各領域の専門家，患者などによって幅広い視点から評価を受けることが望ましいとしている[1]．そこで，公開後ではあるが初版の外部評価を試みた．その結果，「作成グループには関係するすべての専門家グループの代表者が加わっている」という項目が達成されていなかった[2]．改訂版の作成にあたっては，感染症専門医に委員として加わっていただいた．

　その他，クリニカルクエスチョン（CQ）の追加や削除，内容の修正が行われた．今後も継続的に改訂し，よりよいガイドラインにしていく必要がある．

2 ガイドラインの作成手順

2.1 基本的な考え方

　この「骨・関節術後感染予防ガイドライン」は，整形外科医を対象に，手術後の手術部位の感染発生をできる限り阻止するため，それに関するいろいろな事項について現在までのエビデンスを収集しまとめ，現段階における推奨程度を提示することを目的として作成している．

　作成にあたって，初版と同様に日本整形外科学会診療ガイドライン策定委員会の基本方針にしたがった．すなわち，論文のエビデンスや推奨Gradeは日本整形外科学会診療ガイドライン策定委員会で検討された基準に則る，可能な限りエビデンスの高い論文を採用する，できるだけ日本で行われた臨床研究論文を採用する，欧米のガイドラインを参考とする，などである．

　さらに，検索対象は原則として整形外科関連手術やそれに関連した事項に限った論文とし，そのエビデンスをもとにサイエンティフィックステートメントをつくり推奨Gradeを決定する．検討項目のなかでも整形外科関連の論文がなかったり少ない場合は，他の領域のガイドラインや文献を参考として，推奨を記載せずに参考事項としてサイエンティフィックステートメントのみを載せることにした．

2.2 作成手順

　本ガイドラインの作成にあたり，策定委員に日本骨・関節感染症学会の会員で現在，骨・関節感染症について積極的に活躍している整形外科専門医を選んだ．また，前述のように感染症専門医に加わっていただき助言していただいた．次にこのガイドラインの検討項目を内容によって，①骨・関節術後感染予防のための疫学，②術前・術中での術後感染予防のための管理・対策，③術後感染予防のための抗菌薬の適正使用，④術後での感染予防のための対処・管理，⑤SSIサーベイランス，と5章に分け，CQごとに担当を決めた．

　2003年3月20日から2011年8月24日までの間で，骨・関節手術に関連した感染症について検索することができた論文は2,518編（追加検索665編）あり，これら論文すべての抄録をガイドライン策定委員が分担して査読し，その結果382編（追加検索33編）の論文を全文査読した．これらの論文は章別に分けて，担当の策定委員と策定委員が選んだ査読委員によって査読を行った．個々の論文について適切なあるいは必要な事項や内容要約をアブストラクトフォームに記載し，これをまとめたアブストラクトテーブルを作成した．各章担当の策定委員は，このアブストラクトテーブルをもとにQ&A形式でサイエンティフィックステートメントと推奨を作成した．Q&Aの質問事項すなわちCQは，日常の臨床診療上必要な知っておきたいこと，あるいは知りたい事項とした．初版のCQを基本に，新たに加え

るCQと削除するCQを策定委員会で検討した．新たなCQであっても文献検索の結果回答できないものも存在した．サイエンティフィックステートメントと推奨はこの質問の答えに相当し，ガイドラインの及ぼす影響も考慮し，全策定委員の出席した委員会で十分慎重に議論・検討し，最終的な原案を作成した．

　今回の文献検索によって選ばれた論文ではないが，委員会で必要と認めた論文はハンドサーチ文献として採用した．たとえば，抗菌薬の半減期や薬剤感受性率の資料など，解説に必要な論文はハンドサーチ論文（104編）とせざるを得なかった．最近の論文など，今回の文献検索によって選ばれた論文ではないが是非紹介したい論文は，各章のまとめのところに記載した．一読していただければ幸いである．

2.3 エビデンスの評価

　エビデンスの評価は，各研究の妥当性を偏見なく評価するために日本整形外科学会診療ガイドライン策定委員会の方針に基づいて，研究デザインによって決めることとした（**表1**, **表2**）．この結果，質の高いエビデンスとは研究デザイン分類のLevel 1～4の論文内容を指し，中程度の質のエビデンスとはLevel 5または6の論文内容を指している．

表1 データベース：医学中央雑誌Web

No.	検索式
#1	((術後感染症/TH or 術後感染/AL) or (手術創感染/TH or 手術創感染/AL) or (手術創感染/TH or 術後創傷感染/AL) or 補綴関連感染/AL) and (PDAT=2003/3/20://)
#2	(術後期/TH or 手術後/TH or 術後合併症/TH or 手術後合併症/TH or 術後管理/TH) and (PDAT=2003/3/20://)
#3	(術中期/TH or 手術中/TH or 術中合併症/TH or 手術内合併症/TH or 術前管理/TH or 術中管理/TH or 周術期管理/TH or 術前・術後管理/TH) and (PDAT=2003/3/20://)
#4	(術後/TI) and (PDAT=2003/3/20://)
#5	(術前/TI or 術中/TI or 周術/TI) and (PDAT=2003/3/20://)
#6	(感染/TH or 感染症/TH) and (PDAT=2003/3/20://)
#7	(感染/AL or Infect/AL or infect/AL) and (PDAT=2003/3/20://)
#8	((細菌/TH or 細菌/AL) or 起炎菌/AL) and (PDAT=2003/3/20://)
#9	(菌/TI) and (PDAT=2003/3/20://)
#10	(#6 or #7 or #8 or #9) and (PDAT=2003/3/20://)
#11	(#2 and #10) and (PDAT=2003/3/20://)
#12	(#3 and #10) and (PDAT=2003/3/20://)
#13	(#4 and #10) and (PDAT=2003/3/20://)
#14	(#5 and #10) and (PDAT=2003/3/20://)
#15	(#11 or #12 or #13 or #14) and (PDAT=2003/3/20://)
#16	(#1 or #15) and (PDAT=2003/3/20://)
#17	((整形外科/TH or 整形外科/AL) or (形成外科/TH or 形成外科/AL)) and (PDAT=2003/3/20://)

表1 つづき

#18	(滑膜切除/TH or 関節鏡法/TH or 関節形成術/TH or 関節置換/TH or 人工股関節置換/TH or 人工膝関節置換/TH or 関節固定術/TH or 脊椎固定術/TH or 腱移植/TH or 骨移植/TH or 骨切り術/TH or 骨折固定法/TH or Ilizarov法/TH or 内固定法/TH or 髄内固定法/TH or 骨長延長法/TH or 仮骨延長法/TH or 肢切断/TH or 関節離断術/TH or 片側骨盤離断術/TH or 脊椎マニピュレーション/TH or 脊柱管拡大術/TH or 椎間板切除/TH or 椎弓形成術/TH or 椎弓切除術/TH) and (PDAT=2003/3/20://)
#19	(滑膜切除/TI or 関節鏡/TI or 関節形成/TI or 関節置換/TI or 人工股関節/TI or 人工膝関節/TI or 関節固定/TI or 脊椎固定/TI or 腱移植/TI or 骨移植/TI or 骨切り/TI or 骨折固定/TI or Ilizarov/TI or 内固定/TI or 髄内固定/TI or 骨延長/TI or 骨長延長/TI or 仮骨延長/TI or 肢切断/TI or 関節離断/TI or 骨盤離断/TI or 脊椎マニピュレーション/TI or 脊柱管拡大/TI or 椎間板切除/TI or 椎弓形成/TI or 椎弓切除/TI) and (PDAT=2003/3/20://)
#20	(整形/IN or 整外/IN or 形成/IN) and (PDAT=2003/3/20://)
#21	(整形/JN or 形成/JN or リウマチ/JN or 骨/JN or 関節/JN or マイクロサージャリー/JN or Bone/JN or BONE/JN or Joint/JN or JOINT/JN or Orthopaedic/JN) and (PDAT=2003/3/20://)
#22	(#16 and #17) and (PDAT=2003/3/20://)
#23	(#16 and #18) and (PDAT=2003/3/20://)
#24	(#16 and #19) and (PDAT=2003/3/20://)
#25	(#16 and #20) and (PDAT=2003/3/20://)
#26	(#16 and #21) and (PDAT=2003/3/20://)
#27	(骨/TI or 関節/TI or 靱帯/TI or 靭帯/TI or 滑膜/TI or 胸郭/TI or 脊椎/TI or 脊柱/TI or 顎/TI) and (PDAT=2003/3/20://)
#28	(#16 and #27 and (#4 or #5)) and (PDAT=2003/3/20://)
#29	(#22 or #23 or #24 or #25 or #26 or #28) and (PDAT=2003/3/20://)
#30	(#29) and (SH=病因, 疫学) and (PDAT=2003/3/20://)
#31	((疫学/TH or 疫学/AL) or 病因/AL) and (PDAT=2003/3/20://)
#32	((#29 and #31) or #30) and (PDAT=2003/3/20://)
#33	(#29) and (SH=予防) and (PDAT=2003/3/20://)
#34	(予防/AL or 感染阻止/AL or 感染症阻止/AL or 感染防御/AL) and (PDAT=2003/3/20://)
#35	((#29 and #34) or #33) and (PDAT=2003/3/20://)
#36	(手術室/TH or 手術技術者/TH or 手術手袋/TH or 外科用器具/TH) and (PDAT=2003/3/20://)
#37	((#35 and #3) or (#35 and #5) or (#35 and #36)) and (PDAT=2003/3/20://)
#38	(抗感染症剤/AL or (抗感染剤/TH or 抗菌剤/AL) or (抗感染剤/TH or 抗菌薬/AL) or (抗生物質/TH or 抗生物質/AL)) and (PDAT=2003/3/20://)
#39	(抗感染/TI or 抗菌/TI or 抗起炎菌/TI or 抗細菌/TI) and (PDAT=2003/3/20://)
#40	(予防的抗菌剤投与/TH or 予防的抗菌剤投与/TI) and (PDAT=2003/3/20://)
#41	(#35 and #38) or (#35 and #39) or (#29 and #40)) and (PDAT=2003/3/20://)

表1 つづき

#42	((敗血症症候群/TH or 敗血症症候群/AL) or (敗血症症候群/TH or SIRS/AL) or (敗血症症候群/TH or "systemic inflammatory response syndrome"/AL) or 炎症反応症候群/AL or (呼吸窮迫症候群/TH or 呼吸窮迫症候群/AL)) and (PDAT=2003/3/20://)
#43	(#29 and #42) and (PDAT=2003/3/20://)
#44	((#35 and #1) or (#35 and #2) or (#35 and #4)) and (PDAT=2003/3/20://)
#45	(#32 or #37 or #41 or #43 or #44) and (PDAT=2003/3/20://)
#46	(#35 not #45) and (PDAT=2003/3/20://)
#47	(#35 or #45) and (PDAT=2003/3/20://)
#48	(#47 and (PT=会議録除く)) and (PDAT=2003/3/20://)
#49	#48 and (PT=症例報告 or PT=解説 or PT=総説 or PT=図説 or PT=Q&A or PT=講義 or PT=座談会 or PT=レター or PT=症例検討会 or PT=コメント) and (PDAT=2003/3/20://)
#50	#48 and ((sytematic/ti and review/ti) or 系統的考察/AL or システマティックレビュー/th or 系統的レビュー/al or システマティックレビュー/al) and (pdat=2003/3/20://)
#51	(#48 not #49) and (PDAT=2003/3/20://)
#52	(#32 and #51) and (PDAT=2003/3/20://)
#53	(#37 and #51) and (PDAT=2003/3/20://)
#54	(#41 and #51) and (PDAT=2003/3/20://)
#55	(#44 and #51) and (PDAT=2003/3/20://)

表2 データベース：MEDLINE (DIALOG)

Set	検索語
S1	S SURGICAL WOUND INFECTION/DE
S2	S INFECTION! OR MYCOSES!
S3	S BACTERIAL INFECTIONS/DE OR GRAM-NEGATIVE BACTERIAL INFECTIONS! OR GRAM-POSITIVE BACTERIAL INFECTIONS! OR SPIROCHAETALES INFECTIONS!
S4	S BACTERIA!
S5	S BONE DISEASES, INFECTIOUS! OR ARTHRITIS, INFECTIOUS!
S6	S BONE DISEASES! OR JOINT DISEASES!
S7	S SKELETON!
S8	S S6 (L) MI OR S7 (L) MI
S9	S POSTOPERATIVE COMPLICATIONS!
S10	S PERIOPERATIVE CARE! OR PREOPERATIVE CARE/DE
S11	S POSTOPERAT? OR POSTSURG?
S12	S AFTER (2W) (OPERAT? OR SURG? OR EXCISION? OR REPLACEMENT? OR INSTRUMENTAT? OR AMPUTATION? OR TRANSPLANT? OR GRAFT? OR IMPLANT? OR FIXATION?)
S13	S S6 (L) SU OR S7 (L) SU OR ORTHOPEDIC PROCEDURES!
S14	S ARTHROPLAST? OR ORTHOPAEDIC? OR ORTHOPEDIC? OR ORTOPAEDIC? OR ORTOPEDIC?
S15	S DISARTICULAT? OR HEMIPELVECTOM? OR ARTHRODES?S OR DISKECTOM? OR OSTEOTOM? OR OSTEOSYNTHES?S OR LAMINECTOM?

表2 つづき

S16	S CS=(ORTHOPAEDIC? OR ORTHOPEDIC? OR ORTOPAEDIC? OR ORTOPEDIC?)
S17	S S1 AND (S13 OR S14 OR S15 OR S16)
S18	S (S2 OR S3 OR S4) AND (S9 OR S10 OR S11 OR S12) AND (S13 OR S14 OR S15 OR S16)
S19	S (S5 OR S8) AND (S9 OR S10 OR S11 OR S12)
S20	S S17:S19
S21	S S20/HUMAN OR (S20 NOT ANIMAL/DE)
S22	S S21/ENG OR S21 AND LA=JAPANESE
S23	S PY=>2003 OR UP=>200303000
S24	S S22 AND S23
S25	S S24 AND EP/DE
S26	S S24 AND ET/DE
S27	S S24 AND EH/DE
S28	S S24 AND MORBIDITY!
S29	S S24 AND EPIDEMIOLOGIC FACTORS!
S30	S S24 AND TREND?/TI OR S24 AND (FREQUENC? OR PREVALENCE? OR INCIDENCE?) (4N) INFECT?/TI
S31	S S25:S30
S32	S PC/DE OR ANTIBIOTIC PROPHYLAXIS/DE OR INFECTION CONTROL! OR PREVENT? OR PROPHYLAX? OR (S11 OR S12) (3N) INHIBIT?
S33	S S24 AND S32
S34	S S33 AND (CONTROL? OR MANAGEMENT? OR STRATEG? OR MEASURE? ?) /TI
S35	S S33 AND SITE? ? (2N) (OPERAT? OR SURG? OR EXCISION? OR REPLACEMENT? OR INSTRUMENTAT? OR AMPUTATION? OR TRANSPLANT? OR GRAFT? OR IMPLANT? OR FIXATION?)
S36	S S33 AND COMPROMISED () HOST? ?
S37	S S33 AND (HAIR REMOVAL/DE OR HAIR (2N) REMOVAL)
S38	S S33 AND (DISINFECTION/DE OR DISINFECT?)
S39	S S33 AND (POVIDONE-IODINE/DE OR ISODINE OR BANDAGES! OR DRAPE)
S40	S S34:S39
S41	S S33 AND OPERATOR?
S42	S S33 AND (HANDWASHING/DE OR HANDWASH? OR HAND? ? (2N) WASH?)
S43	S S33 AND (PROTECTIVE CLOTHING/DE OR GLOVES, SURGICAL/DE) OR S33 AND (SURG? OR OPERAT?) () (CLOTHING? OR GLOVE? ? OR WEAR? ? OR MASK? ? OR CAP? ?)
S44	S S41:S43
S45	S S33 AND SURGICAL EQUIPMENT!
S46	S S33 AND (ARTHROSCOPY/DE OR ARTHROSCOPES/DE OR ARTHROSCOP? OR ARTHROENDOSCOP?)
S47	S S45 OR S46
S48	S S33 AND (OPERATING ROOMS/DE OR OPERAT? () ROOM? ?)
S49	S S40 OR S44 OR S47 OR S48
S50	S ANTI-INFECTIVE AGENTS! OR ANTIBIOTIC? OR ANTIMICROBIAL OR ANTIBACTERIA?
S51	S S33 AND S50

表2 つづき

S52	S SIRS OR SYSTEMIC () INFLAMMATORY () RESPONSE () SYNDROME? OR SYSTEMIC INFLAMMATORY RESPONSE SYNDROME/DE
S53	S S24 AND S52
S54	S S24 AND S32 AND S10 OR S24 AND S32 AND (S11 OR S12)
S55	S S24 AND S32 AND (PROSTHESIS-RELATED INFECTIONS/DE OR SURGICAL WOUND INFECTION/DE OR PIN () TRACK (2N) INFECT?)
S56	S S54 OR S55
S57	S DT=REVIEW? OR DT=CASE REPORTS? OR CASE () REPORT?/TI
S58	S SYSTEMATIC? () REVIEW?
S59	S (S31 NOT S57) OR (S31 AND S58)
S60	S (S49 NOT S57) OR (S49 AND S58)
S61	S (S51 NOT S57) OR (S51 AND S58)
S62	S (S53 NOT S57) OR (S53 AND S58)
S63	S (S56 NOT S57) OR (S56 AND S58)

表3 エビデンスレベル (EV level) 分類

レベル	内容
1	全体で100例以上のRCTのmeta-analysisまたはsystematic review
2	全体で100例以上のRCT
3	全体で100例未満のRCTのmeta-analysisまたはsystematic review
4	全体で100例未満のRCT
5	controlled clinical trial (CCT) およびcohort study
6	case-control study
7	case series
8	case report
9	記述的横断研究
10	分析的横断研究
11	その他

2.4 エビデンスと推奨Grade

　推奨程度の決定は論文のエビデンスレベルとその数から判定した．推奨Grade A, B, Cはエビデンスの質と量によって決まり，サイエンティフィックステートメントもそれに相当する内容である．推奨Grade Dはエビデンスの高い低いにかかわらず否定的推奨（すべきでないもの）を示している．推奨Grade Iはこれまで適切なエビデンスがないか，あっても肯定的エビデンスと否定的エビデンスの両方があることを示している（**表3**, **表4**）．「SSI発生予防のための抗菌薬の適切な静脈内投与時期はいつか」とのCQに対して，初版では「術直前に静脈内投与する」と

表4　推奨Grade分類

Grade	内　容	内容補足
A	行うよう強く推奨する 強い根拠に基づいている	質の高いエビデンスが複数ある
B	行うよう推奨する 中等度の根拠に基づいている	質の高いエビデンスが1つ，または中程度の質のエビデンスが複数ある
C	行うことを考慮してもよい 弱い根拠に基づいている	中程度のエビデンスが少なくとも1つある
D	推奨しない 否定する根拠がある	肯定できる論文がないか，否定できる中程度のエビデンスが少なくとも1つある
I	委員会の審査基準を満たすエビデンスがない，あるいは複数のエビデンスがあるが結論が一様ではない	

の要約で推奨 Grade C になっている．上記基準より判定すると Grade C であるが，術直前に静脈内投与するということは，ほとんどの施設で常識的に行われていることである．そのことが Grade C（行うことを考慮してもよい）でよいのかとの問題がある．倫理的な問題で検証することが困難な CQ である．そのような場合，委員会で慎重に検討して承認されれば，本文中で十分に説明した上で推奨 Grade を修正できることとした．この例では，「執刀60分前から執刀直前にかけての適切な時期に静脈内投与する必要がある」との要約で推奨 Grade を C から A に修正した．

2.5 エビデンス評価の課題，問題点

このガイドラインを作成するにあたり大きな問題となったのは，質の高いエビデンスを持った論文が非常に少ないこと，また日本の論文が非常に少なかったことである．弱い根拠に基づいている推奨 Grade C のなかには，Level 7 以下のエビデンスの論文でも複数あってそれを否定する論文がない場合が含まれている．また，質の高い研究デザインの論文でも，CQ の内容については同様の研究デザインとはなっていないこともあり，エビデンスレベルの判定に問題となったものもある．

このように整形外科関連の論文から作成したこのガイドラインは，現状ではある程度の信頼性を持った内容を示すことはできているが，質の高いガイドラインと見なすことにはためらいがある．

3 ガイドラインの読み方と注意事項

診療ガイドラインは「特定の状況の下で，適切な判断や決断を下せるよう支援する目的で体系的に作成された文書」と定義されている．したがって，これを利用す

る対象者が異なることによって，内容も異なり捉え方も異なる．本ガイドラインは，すでに述べたように整形外科医を対象として作成された．したがって，CQも整形外科医である委員会のメンバーの視点に立っての設問である．

このガイドラインで示したことは，記載されていることがすべて正しく，すべてこのとおりに治療しなくてはいけないと強制するものではない．現在までに発表された論文のエビデンスに基づいて，現状ではこのガイドラインに書かれているようなことが信頼性をもって一般に認められており，有益として行われていることをまとめているにすぎず，したがって，ガイドラインはすべての患者に適用できるものではなく，医師と患者が日常診療で適切な判断を下すためのひとつの支援方法とみるべきものである．このガイドラインを忠実に実行する必要はなく，ガイドラインを参考とし患者ひとりひとりの置かれた状況も考慮し，適切に判断して診療にあたるべきである．

なお，文献番号の頭文字2文字IFは海外のデータベースから検索された文献であり，IJは国内のデータベースから検索された文献である．I2FあるいはI2Jと間に2が入る文献は，今回の文献検索で選ばれた新たな論文である．I2H，I2Rは今回加えられたハンドサーチ文献であるが，I2Hはデータベースに収載されている文献，I2Rはデータベースに収載のない書籍およびWebページに掲載の文献である．

4 国内外の関連ガイドラインとの関係

海外においては，Centers for Disease Control and Prevention（CDC）のGuideline for Prevention of Surgical Site Infection（1999年）[3]が有名である．このガイドラインは聖書のような存在であり，外科系各科にとって非常に有益なガイドラインである．あらゆる領域の手術を対象としたもので整形外科領域の骨・関節手術のみを対象としたものではない．WHOによるWHO Guidelines for Safe Surgery 2009 [4]も同様である．したがって，骨・関節手術を対象としたガイドラインとしては不十分な点が認められるのも事実である．一方，整形外科領域全体のガイドラインではないが，外科系各科における抗菌薬の予防投与に関してのガイドライン[5]を米国感染症学会が作成している．骨・関節手術全体を対象としたSSI発生予防の指針としては，本ガイドラインのほか，2010年に公開されたAssociation for Professionals in Infection Control and Epidemiology（APIC）のGuide to the Elimination of Orthopedic Surgical Site Infections [6]がある．また，人工関節周囲感染のマネージメント（SSI発生予防を含む）に特化したものとしてMusculoskeletal Infection Society（MSIS）のInternational consensus meeting on periprosthetic joint infection [7]があり，これらも参考になる．

われわれは，整形外科独自の特徴のあるガイドラインを目指した．しかし，整形外科関連の文献は少なく，かつ質の高いエビデンスをもたらす論文も少なかった．したがって，せっかくQ&Aを設けても答えを得ることができない設問もかなりあった．この点でCDCガイドライン[3]から引用し，参考事項として付け加えた部分も多い．

文　献

1) Minds診療ガイドライン選定部会（監修）：診療ガイドライン作成の基本，診療ガイドライン作成の手引き2007，福井次矢ほか（編），医学書院，東京，p7-19, 2007
2) 松下和彦ほか：骨・関節術後感染予防ガイドラインに関するアンケート調査．日骨関節感染会誌 23：118-122, 2010
3) Mangram AJ et al：Guideline for prevention of surgical site infection. Infec Control Hosp Epidemiol 20：247-278, 1999
4) WHO Guidelines for Safe Surgery 2009　http://whqlibdoc.who.int/publications/2009/9789241598552_eng.pdf
5) Bratzler DW et al：Clinical practice guidelines for antimicrobial prophylaxis in surgery. Am J Health Syst Pharm 70：195-28, 2013
6) Guide to the Elimination of Orthopedic Surgical Site Infections
http://www.his.org.uk/files/1013/7421/7798/Guide_to_the_Elimination_of_Orthopedic_Surgical_Site_Infections_APIC_2010.pdf
7) Proceedings of the International Consensus Meeting on Periprosthetic Joint Infection
http://www.msis-na.org/wp-content/themes/msis-temp/pdf/ism-periprosthetic-joint-information.pdf

第1章 骨・関節術後感染予防のための疫学

はじめに

「骨・関節術後感染予防のための疫学」のサイエンティフィックステートメントの作成に際して，抽出された論文のアブストラクトを詳細に検討し，最終的に118編の論文からアブストラクトフォームを作成し，改訂作業を行った．回答可能なCQは以下のとおりであった．

CQ 1. 整形外科手術サーベイランスにおけるSSIの定義は
CQ 2. SSI発生率は
CQ 3. SSIの原因菌で頻度の高いものは何か
CQ 4. 易感染宿主はSSI発生率が高いか
CQ 5. 生物学的製剤の使用は整形外科手術においてSSIのリスクとなるか

骨・関節術後感染症発生率，予防のための疫学の検討に際しては，母集団を正確に把握したうえで，診断基準を明確にした大規模な横断的研究が必要である．整形外科領域での報告は増加傾向にはあるが，質の高い論文は極めて少ないのが現状である．

改訂にあたり，SSIの定義を今一度再確認することが重要であり，CQ 1として「整形外科手術サーベイランスにおけるSSIの定義は」を追加した．また近年，関節リウマチ患者に対する生物学的製剤の使用症例数が増加しており，周術期の使用においては感染のリスクを増加させる可能性が議論されており，CQ 5として「生物学的製剤の使用は整形外科手術においてSSIのリスクとなるか」を追加した．一方，SSI発生予防とは直接関係のない，再置換術の頻度と保持率，および一期的再置換術と二期的再置換術における感染率に関する初版のCQは外すこととした．

本章のまとめ

今回の調査でSSIの原因菌としては黄色ブドウ球菌または表皮ブドウ球菌が多いこと，易感染性宿主，特に糖尿病を合併した症例においてはSSI発生率が高いことが明らかになった．また，生物学的製剤は多くの整形外科手術において重篤なSSIを引き起こすリスクにはならないが，人工関節置換術，ステロイド使用例に対してはリスクとなる可能性があり注意を要する．

SSIの定義は，Centers for Disease Control and Prevention (CDC) が推奨する定義を基本とするべきと考えられる．しかし，本定義には様々な問題点があり経時的に見直しが行われている．2014年1月にも若干の改訂が行われた．この改訂は，本ガイドラインの改訂にあたり，当初設定していた対象期間からは外れているものの，本ガイドラインの予定発刊時期などを考え策定委員会での話し合いの結果，本章では特別に引用する方針とした．今後は，SSIの定義を明確としたエビデンスの高いさらなる疫学的研究が必要である．

Clinical Question 1
整形外科手術サーベイランスにおけるSSIの定義は

要約	
Grade B	整形外科手術サーベイランスにおけるSSIの定義は，Centers for Disease Control and Prevention（CDC）が推奨する定義を基本とするべきである．

背景・目的

整形外科手術サーベイランスにおけるSSIの定義を検討する．

解説

SSIサーベイランスの主な目的は，SSI発生率を横断的，かつ縦断的に比較検討することである．SSIサーベイランスのsystematic reviewでは，SSIの定義としてCDCガイドラインの定義を利用した論文は全体の38％と最多であり（I2H00048, EV level 3）[1]，最も広く普及している定義であった．CDCの推奨するSSIの定義は，2014年1月より後述のごとく改訂が行われたが（**表1**参照），SSIを感染の深達度により大別する方針に変わりはなく，改訂前の定義と同様に表層，深層，臓器/体腔の3つに大別している［(IF01601, EV level 11)[2]，(I2R00008, EV level 11)[3]］．

同一患者群を対象とした研究で，使用するSSI定義が異なれば同定されるSSI発生率も異なることが知られている（I2F00859, EV level 9）[4]．そのためサーベイランスは，信頼性と妥当性に優れた共通した定義に従って行うことが望ましい（I2F02020, EV level 5）[5]．しかし，待機的初回人工膝・股関節置換術50例を対象に行った前向き研究では，術後3, 5, 7日目に検者4人でCDCガイドラインに従い表層切開創SSIの有無を評価したところ，上記診断基準（**表1** iii）のうち圧痛，限局性腫脹，発赤と熱感のカッパ係数が低かった（$\kappa = 0.04 \sim 0.34$）．特に診断に迷うケースで観察者間一致率が低く，CDC基準の一部は信頼性に欠け，見直しが必要であると指摘している（I2F01210, EV level 10）[6]．また，CDCガイドライン上「臓器/体腔」に該当する整形外科領域として骨髄炎，関節炎，滑液包炎，椎間板炎，髄膜炎，脊髄膿瘍などがあるが，これらの骨・関節感染は深部切開創SSIとの鑑別が困難なことがある．そのため，深達度による分類は3つのカテゴリーではなく，表層と重症SSI（深部＆臓器/体腔SSI）の2つのカテゴリーとしたほうが，誤分類が少なくなるとする報告がある（I2F00963, EV level 10）[7]．

このようにCDCガイドラインのSSI定義は，最も広く普及しているものの，その信頼性と妥当性にはいくつかの問題があり，適宜修正が行われている．2013年1月からは，主に深部切開創と臓器/体腔SSIの追跡期間について手術手技ごとに修正が行われた［(I2R00009, EV level 11)[8]，(I2R00010, EV level 11)[9]］．整形外科関連領域では，四肢の切断術と椎弓切除の追跡期間が30日，脊椎固定術（FUSN），

骨折の観血的整復術（Fx），人工股関節（HPRO），人工膝関節（KPRO），脊椎再固定（RFUSN）の追跡期間が90日となり，従来に比べ大幅に短縮となった．この改訂は，本ガイドラインの第5章CQ 1「適切な追跡期間は」で概説するように，整形外科領域では妥当な改訂であると考える．今後，新たにサーベイランスを開始する場合は，改訂後の定義を基本とするべきである．詳細については，**表1～3**やCDCのホームページを参照いただきたい．

表1 CDC/NHSNのSSI定義

	SIP/SIS：表層切開創SSI
定　義	表層切開創SSIは，以下（の3つ）をすべて満たさなければならない： （ⅰ）OTHでコードされたものを含め，どのNHSN手術手技後であっても，感染が30日以内に発生する．（手術日を1日目とする） （ⅱ）感染が切開創の皮膚と皮下組織に限局している． （ⅲ）以下の少なくとも1つが存在する： 　ⓐ表層切開創からの膿性排液． 　ⓑ表層切開創から無菌的に採取した液体または組織の培養から分離された病原体． 　ⓒ医師（手術医，担当医，感染制御医，救急担当医など）によって意図的に展開され，培養陽性あるいは培養未検の表層切開創，かつ，以下の感染の徴候や症状が少なくとも1つある：疼痛か圧痛，限局性腫脹，発赤，もしくは熱感．培養陰性の場合はこの基準を満たさない． 　ⓓ医師（手術医，担当医，感染制御医，救急担当医など）による表層切開創SSIの診断．
コメント	表層切開創SSIには2つの特異的種類がある． ①表層切開創，主要（SIP）：1つまたはそれ以上の切開創がある場合，主要な切開創に同定された表層切開創SSI（例：帝王切開創や，CBGBにおける胸部切開創）． ②表層切開創，補助的（SIS）：2つ以上の切開創がある場合，補助的な切開創に同定された表層切開創SSI［例：CBGBにおける血管採取部位（脚）の切開創］．
報告の指示	下記はNHSNの表層切開創SSIの定義に該当しない． ◆刺入部膿瘍（縫合糸の刺入部に限局した微小な炎症と滲出） ◆限局した刺創やピンサイト感染．これらは深さによって，皮膚（SKIN）または軟部組織（ST）の感染とみなされる． ◆「蜂窩織炎」の診断は表層切開創SSIの判定基準ⓓを満たさない． ◆新生児の環状切除部位の感染はCIRCに分類される．環状切除はNHSN手術手技ではない． ◆感染した熱傷はBURNに分類される． ◆表層切開創，深部切開創，臓器/体腔のすべてに及ぶ感染は，臓器/体腔SSIに分類する． ◆表層切開創の感染が筋膜や筋層に広がるならば，深部切開創SSIのみを報告する． ◆臓器/体腔の感染は，表層切開創または深部切開創に感染が波及していても，臓器/体腔SSIに分類する． ◆表層と深部の両方に及ぶ切開創の感染は，深部切開創SSIに分類する．

表1 つづき

	DIP/DIS：深部切開創SSI	
定　義	深部切開創SSIは，以下（の3つ）をすべて満たさなければならない： （ⅰ）表2に応じてNHSN手術手技の後30日または90日以内に感染が発生する（手術日を1日目とする） （ⅱ）感染が切開創の深部軟部組織（筋膜と筋層）に及んでいる． （ⅲ）以下の少なくとも1つにあてはまる： 　ⓐ深部切開創から膿性排液がある． 　ⓑ深部切開創が自然に離開した場合，あるいは医師（手術医，担当医，感染制御医，救急担当医など）によって意図的に展開され培養が陽性か未検，さらに，以下の感染の徴候や症状が少なくとも1つある：発熱（>38℃），限局した疼痛，もしくは限局した圧痛．培養陰性の場合はこの判定基準を満たさない． 　ⓒ深部切開創に及ぶ膿瘍または他の感染の証拠が，直接的検索，侵襲的手技中，組織病理学的または画像検査によって発見される． 　ⓓ手術医または主治医による深部切開創SSIの診断．	
コメント	深部切開創SSIには2つの特異的種類がある． ①深部切開創，主要（DIP）：1つまたはそれ以上の切開創がある場合，主要な切開創に同定された深部切開創SSI（例：帝王切開創や，CBGBにおける胸部切開創）． ②深部切開創，補助的（DIS）：2つ以上の切開創がある場合，補助的な切開創に同定された深部切開創SSI［例：CBGBにおける血管採取部位（脚）の切開創］．	
報告の指示	◆SSIの種類は感染の及ぶ最も深部を報告する． ◆表層と深部の両方に及ぶ切開創の感染は，深部切開創SSIに分類する． ◆表層切開創，深部切開創，臓器/体腔のすべてに及ぶ感染は，臓器/体腔SSIに分類する．	
	臓器/体腔SSI	
定　義	臓器/体腔SSIは，以下（の4つ）をすべて満たさなければならない： （ⅰ）表2に応じてNHSN手術手技の後30日または90日以内に感染が発生する（手術日を1日目とする） （ⅱ）感染が手術手技中に展開または操作された身体のいずれかの部分（皮膚切開創・筋膜・筋層を除く）に及んでいる． （ⅲ）以下の少なくとも1つが存在する： 　ⓐ臓器/体腔に留置されているドレーンからの膿性排液． 　ⓑ臓器/体腔から無菌的に採取した液体または組織の培養から分離された病原体． 　ⓒ直接的検索，侵襲的手技中，組織病理学的または画像検査によって発見された臓器/体腔に及ぶ膿瘍または感染を示すその他の証拠． （ⅳ）表3に表示された特異的臓器/体腔感染部位に対する少なくとも1つの基準を満たす	

表1 つづき

コメント	臓器/体腔SSIは，皮膚切開創・筋膜・筋層を除いて，手術手技中に展開または操作される身体のどの部分にも起こりうるので，これらの身体部位における感染の判定基準に加えて臓器/体腔SSIの判定基準を満たされなければならない． たとえば，虫垂切除の術後横隔膜下膿瘍は，臓器/体腔SSIとIABの判定基準が満たされた際に，腹腔内を特定部位とする臓器/体腔SSI（SSI-IAB）として報告される．表2は臓器/体腔SSIを区分するために使用される特定部位の一覧である．
報告の指示	◆患者の臓器/体腔に感染がありそれに対する手術を受け，サーベイランス期間を通じてこの感染の種類が引き続き継続している場合，臓器/体腔SSIと部位特異的感染の判定基準が満たされていれば臓器/体腔SSIと考えられる． ◆骨髄炎を伴う心臓手術後縦隔炎を，SSI-BONEではなくSSI-MED（縦隔炎）と報告する． ◆術後に髄膜炎（MEN）と脳膿瘍（IC）が併存した場合は，SSI-ICと報告する． ◆同様に髄膜炎（MEN）と脊髄膿瘍（SA）が併存した場合は，SSI-SAと報告する． ◆脳脊髄液シャントの感染を，留置後90日以内であればSSI-MENと報告する： それ以降，あるいは操作・アクセス以降に発生した場合は，感染はCNS-MENと見なされ，それはSSIとして報告できない．

（I2R00010 [9]）より）

表2 特定のNHSN手術手技分類実施後の深部切開創，もしくは臓器/体腔SSIに対するサーベイランス期間（手術日を1日目とする）

30日サーベイランス	
コード	手術手技
AMP	四肢切断術
LAM	椎弓切除術
OTH	NHSNの手術分類に含まれないその他の手術
90日サーベイランス	
コード	手術手技
FUSN	脊椎固定術
FX	骨折の観血的整復術
HPRO	人工股関節
KPRO	人工膝関節
RFUSN	脊椎再固定

（I2R00009 [8]，I2R00010 [9] より改変：整形外科関連手術手技のみを抜粋）

表3 臓器/体腔SSIの特定部位

コード	部　位	コード	部　位
BONE	骨髄炎	MED	縦隔炎
DISC	椎間板腔	MEN	髄膜炎, 脳室炎
IC	頭蓋内, 脳膿瘍または硬膜	PJI	人工関節周囲感染
JNT	関節, 滑液包	SA	髄膜炎を伴わない脊髄膿瘍

(I2R00009 [8)], I2R00010 [9)] より改変：整形外科関連手術手技のみを抜粋)

表4 CDC/NHSN サーベイランスにおける人工関節周囲感染 (PJI) の定義

PJI- 人工関節周囲感染 (HPRO (人工股関節), KPRO (人工膝関節) のみに適応)
関節, もしくは滑液包の感染が以下の少なくとも1つを満たす：

1. 人工関節周囲から採取した2つの培養 (組織, もしくは液体) で同一の病原体が分離される.
2. 関節と交通する瘻孔形成.
3. 以下の小項目のうち3つにあてはまる：
   a. 血清CRPの上昇 (CRP＞10mg/dL), かつ赤血球沈降速度の亢進 (ESR＞30mm/hr)
   b. 関節液中の白血球数上昇 (WBC＞10,000cells/μL), もしくは関節液の白血球エステラーゼ試験で (＋＋) 以上
   c. 関節液中の好中球％ (PMN％) 上昇 (PMN％＞90％)
   d. 人工関節周囲組織の病理学的所見陽性 (400倍1視野あたり好中球が＞5個確認できる)
   e. 人工関節周囲の培養 (組織, もしくは液体) が1つ陽性

コメント

- 同一の病原体とは, 属や種のレベルまで同一であることをいう. 薬剤感受性が同一である必要はない.
- 瘻孔とは, 皮膚の小さな穴, もしくは皮膚の下を通る細い通路で, 軟部組織のなかをどの方向にでも広がることができ, 死腔や膿瘍を形成する可能性があるものと定義する.
- NHSNのPJI定義は, Musculoskeletal infection Society (MSIS) のPJI定義 (Proceedings of the International Consensus Meeting on Periprosthetic Joint Infection, 2013) を引用した. しかし, 3aと3dのカットオフ値は, HPROとKPROのSSIサーベイランスで使用するためだけにNHSNで作成された. NHSNで定めたカットオフ値は, 臨床の現場で実際に急性, もしくは慢性のPJIを診断や治療するために使用することを想定していない. 実際に臨床の現場で使用する場合は, MSISでコンセンサスの得られた定義を使用すべきである.

(I2R00010 [9)] より改変)

　一方で, The Musculoskeletal Infection Society は人工関節周囲感染 (periprosthetic joint infection) の定義に関するコンセンサスステートメントを発表した (I2H00094, **EV level II**) [10)]. 本定義は, 2013年に行われた International Consensus Meeting on Periprosthetic Joint Infection で若干の修正が行われ (I2R00011, **EV level II**) [11)], 2014年1月より HPRO と KPRO の臓器/体腔SSI (人工関節周囲感染) として CDC サーベイランスにおいて**表4**のごとく新たに導入された (I2R00010,

EV level 11)[9)].

　近年,CDCガイドラインのSSI定義は広く周知され,多くのサーベイランスで使用されている.現時点では,SSIサーベイランスから得られた結果をより多くの研究と比較可能とするためには,使用するSSI定義はCDCの定義を基本とすべきであろう.しかし,本定義にはいくつかの問題点があり,経時的に改訂が行われている点で注意が必要である.今後より信頼性に優れた定義を構築していくためには,更なる研究が必要である.

文　献

1) I2H00048　Petherick ES et al：Methods for identifying surgical wound infection after discharge from hospital：a systematic review. BMC Infect Dis **6**：170, 2006

2) IF01601　Mangram AJ et al：Guideline for prevention of surgical site infection, 1999：Hospital Infection Control Practices Advisory Committee. Infect Control Hosp Epidemiol **20**(4)：250-278, 1999

3) I2R00008　サーベイランスのためのCDCガイドライン,第5版,メディカ出版,大阪,2012

4) I2F00859　Chiew YF et al：Comparison of infection rate using different methods of assessment for surveillance of total hip replacement surgical site infections. ANZ J Surg **77**(7)：535-539, 2007

5) I2F02020　Sorensen TS et al：Orthopedic wound infections：182 cases after 8913 operations during an 8-year survey. Acta Orthop Scand **68**(5)：466-469, 1997

6) I2F01210　Allami MK et al：Superficial incisional infection in arthroplasty of the lower limb. Interobserver reliability of the current diagnostic criteria. J Bone Joint Surg Br **87**(9)：1267-1271, 2005

7) I2F00963　Huotari K et al：Validation of surgical site infection surveillance in orthopedic procedures. Am J Infect Control **35**(4)：216-221, 2007

8) I2R00009　急性期医療環境における,CDC/NHSNの医療関連感染に対するサーベイランス定義と,感染の特異的種類に対する判定基準,メディカ出版,大阪,2013　Available at：http://www.medica.co.jp/up/cms/news/1618_1_20130710113329.pdf

9) I2R00010　Centers for Disease Control and Prevention：National Healthcare Safety Network(NHSN)　Available at：http://www.cdc.gov/nhsn/

10) I2H00094　Workgroup Convened by the Musculoskeletal Infection Society：New definition for periprosthetic joint infection. J Arthroplasty **26**(8)：1136-1138, 2011

11) I2R00011　Proceedings of the International Consensus Meeting on Periprosthetic Joint Infection, p203-205, 2013
http://www.efort.org/wp-content/uploads/2013/10/Philadelphia_Consensus.pdf

Clinical Question 2

SSI発生率は

要 約	
Grade B	清潔手術野におけるSSI発生率は，表層SSIと深部SSIを含め0.1～17.3％程度である．創外固定のピン刺入部などの表層SSIでは51.0％という報告もある．深部SSI発生率は，関節鏡視下手術で0.14～0.48％程度，脊椎手術で0.6～11.9％程度，初回人工関節置換術で0.2～3.8％程度，人工関節再置換術で0.5～17.3％程度である．

背景・目的

SSI発生率について，過去の報告をもとに概説する．

解 説

SSI発生率は，手術方法や部位などの違いにより，論文によって様々である．

関節鏡視下前十字靱帯再建術を行った3,500例の報告では，5例（0.14％）に深部SSIが発生していた（**IF00032**, **EV level 5**）[1]．一人の術者によって行われた関節鏡視下前十字靱帯再建術831例の報告では，4例（0.48％）に深部SSIが発生していた（**IF00389**, **EV level 5**）[2]．関節鏡視下前十字靱帯再建術2,500例の報告では，7例（0.3％）に深部SSIが発生していた（**IF00658**, **EV level 5**）[3]．

一人の術者によって行われた脊椎手術2,391例の報告では，46例（1.9％）に深部SSIを含む表層SSIが発生していた（**IF00353**, **EV level 9**）[4]．神経筋原性側弯症手術を行った210例の報告では，25例（11.9％）に深部SSIが発生していた（**IF00374**, **EV level 6**）[5]．椎弓根スクリューを用いた腰椎後方固定術を行った486例の報告では，6例（1.2％）に表層SSIが，3例（0.6％）に深部SSIが発生していた（**IF01358**, **EV level 5**）[6]．385例の脊椎instrumentation手術後のSSI発生率は9例（2.3％）（**I2J00307**, **EV level 7**）[7]と報告されている．日本整形外科学会学術研究プロジェクト調査によると，日本の脊椎instrumentation手術2,469例中92例（3.73％）に感染を認めた（**I2J00211**, **EV level 10**）[8]と報告されている．

創外固定を用いた仮骨延長による高位脛骨骨切り術308例の報告では，1例（0.32％）に化膿性関節炎が発生し，157例（51.0％）にピン刺入部表層SSIが発生していた（**IF00444**, **EV level 7**）[9]．

日本整形外科学会学術研究プロジェクト調査による日本の初回人工関節置換術におけるSSI発生率は，9,882例中134例（1.36％）（**I2J00210**, **EV level 10**）[10]と報告されている．また，15,030例の人工股・膝関節置換術中0.2％（**I2F01606**, **EV level 5**）[11]との報告もある．

初回の人工股関節置換術における深部SSI発生率は，58,521例中146例（0.2％）（**IF00007**, **EV level 6**）[12]，2,651例中17例（0.6％）（**IF01266**, **EV level 5**）[13]，719例

中 3 例（0.4％）（**IF01433**, **EV level 7**）[14]，450 例中 5 例（1.1％）（**I2F01533**, **EV level 6**）[15]と報告されており，表層SSIを含むSSI発生率は1,889例中65例（3.4％）（**IF00239**, **EV level 7**）[16]，450例中17例（3.8％）（**I2F01533**, **EV level 5**）[15]と報告されている．初回の人工膝関節置換術における深部SSI発生率は，1,837例中40例（2.2％）（**IF00511**, **EV level 5**）[17]，362例中9例（2.5％）（**IF01266**, **EV level 5**）[13]，12,118例中357例（2.9％）（**IF01365**, **EV level 7**）[18]，年間650～750例中0.95％～1.15％（**I2F01435**, **EV level 6**）[19]，917例中10例（1.1％），表層感染を含むと917例中23例（2.5％）（**I2F01533**, **EV level 5**）[15]と報告されている．初回の人工肩関節置換術における深部SSI発生率は，2,512例中19例（0.8％）（**IF00156**, **EV level 5**）[20]と報告されている．

人工股関節再置換術における深部SSI発生率は，12,956例中138例（1.1％）（**IF00007**, **EV level 6**）[12]，202例中35例（17.3％）（**IF00437**, **EV level 7**）[21]，213例中1例（0.5％）（**IF01433**, **EV level 7**）[14]と報告されている．人工膝関節再置換術655例の報告では，19例（2.9％）で深部SSIのために再手術が施行された（**IF01186**, **EV level 6**）[22]．人工肩関節再置換術における深部SSI発生率は，222例中7例（3.2％）（**IF00156**, **EV level 5**）[20]と報告されている．

文献

1) **IF00032** Indelli PF et al：Septic arthritis in postoperative anterior cruciate ligament reconstruction. Clin Orthop Relat Res（398）：182-188, 2002

2) **IF00389** McAllister DR et al：Outcomes of postoperative septic arthritis after anterior cruciate ligament reconstruction. Am J Sports Med 27（5）：562-570, 1999

3) **IF00658** Williams RJ et al：Septic arthritis after arthroscopic anterior cruciate ligament reconstruction：diagnosis and management. Am J Sports Med 25（2）：261-267, 1997

4) **IF00353** Weinstein MA et al：Postoperative spinal wound infection：a review of 2,391 consecutive index procedures. J Spinal Disord 13（5）：422-426, 2000

5) **IF00374** Sponseller PD et al：Deep wound infections after neuromuscular scoliosis surgery：a multicenter study of risk factors and treatment outcomes. Spine 25（19）：2461-2466, 2000

6) **IF01358** Davne SH et al：Complications of lumbar spinal fusion with transpedicular instrumentation. Spine 17（6 Suppl）：S184-S189, 1992

7) **I2J00307** 土田隼太郎ほか：脊椎instrumentation手術後手術創感染の検討．脊椎脊髄神手術手技 9（1）：30-35, 2007

8) **I2J00211** 正岡利紀ほか：整形外科術後感染の実態と予防対策—整形外科領域における術後感染の疫学—日本整形外科学会学術研究プロジェクト調査より．臨整外 44（10）：975-980, 2009

9) **IF00444** Magyar G et al：Hemicallotasis open-wedge osteotomy for osteoarthritis of the knee：complications in 308 operations. J Bone Joint Surg Br 81（3）：449-451, 1999

10) **I2J00210** 正岡利紀ほか：TKA術後感染の治療戦略—感染の予防と診断—人工関節置換術後感染の疫学—日整会学術研究プロジェクト調査より．関節外科 29（1）：10-14, 2010

11) **I2F01606** Bratzler DW et al：Use of antimicrobial prophylaxis for major surgery：baseline results from the National Surgical Infection Prevention Project. Arch Surg 140（2）：174-182, 2005

12) **IF00007** Phillips CB et al：Incidence rates of dislocation, pulmonary embolism, and deep infection during the first six months after elective total hip replacement. J Bone Joint Surg Am **85-A** (1)：20-26, 2003
13) **IF01266** Wymenga AB et al：Perioperative factors associated with septic arthritis after arthroplasty：prospective multicenter study of 362 knee and 2,651 hip operations. Acta Orthop Scand **63** (6)：665-671, 1992
14) **IF01433** Hill GE et al：Acute and subacute deep infection after uncemented total hip replacement using antibacterial prophylaxis. Orthop Rev **18** (5)：617-623, 1989
15) **I2F01533** Tang WM et al：Efficacy of a single dose of cefazolin as a prophylactic antibiotic in primary arthroplasty. J Arthroplasty **18** (6)：714-718, 2003
16) **IF00239** Poon PC et al：Review of total hip replacement：The Middlemore Hospital experience, 1980-1991. N Z Med J **114** (1133)：254-256, 2001
17) **IF00511** Petrie RS et al：Metal-backed patellar component failure in total knee arthroplasty：a possible risk for late infection. Am J Orthop **27** (3)：172-176, 1998
18) **IF01365** Bengtson S et al：The infected knee arthroplasty：a 6-year follow-up of 357 cases. Acta Orthop Scand **62** (4)：301-311, 1991
19) **I2F01435** Minnema B et al：Risk factors for surgical-site infection following primary total knee arthroplasty. Infect Control Hosp Epidemiol **25** (6)：477-480, 2004
20) **IF00156** Sperling JW et al：Infection after shoulder arthroplasty. Clin Orthop Relat Res (382)：206-216, 2001
21) **IF00437** Spangehl MJ et al：Prospective analysis of preoperative and intraoperative investigations for the diagnosis of infection at the sites of two hundred and two revision total hip arthroplasties. J Bone Joint Surg Am **81** (5)：672-683, 1999
22) **IF01186** Stuart MJ et al：Reoperation after condylar revision total knee arthroplasty. Clin Orthop Relat Res (286)：168-173, 1993

Clinical Question 3

SSIの原因菌で頻度の高いものは何か

要　約	
Grade B	黄色ブドウ球菌または表皮ブドウ球菌が多いとするものが多い.

背景・目的

SSIの原因菌の頻度について，過去の報告をもとに概説する．

解説

整形外科手術後に表層SSIが発生した50例に対し培養を行った報告では，黄色ブドウ球菌（*Staphylococcus aureus*）が34例（64％），コアグラーゼ陰性ブドウ球菌（coagulase-negative *staphylococci*：CNS）が9例（21％），糞便連鎖球菌（*Streptococcus faecalis*）が3例（6％），緑膿菌（*Pseudomonas aeruginosa*）が1例（2％），蛍光菌（*Pseudomonas fluorescens*）が1例（2％），エンテロバクター（*Enterobacter*）が1例（2％），肺炎桿菌（*Klebsiella pneumoniae*）が1例（2％）であった（**IF00242**, **EV level 9**)[1].

1施設単独術者で脊椎手術後に深部SSIを含む表層SSIが発生した46例の報告では，黄色ブドウ球菌単独が29例（63％），表皮ブドウ球菌（*Staphylococcus epidermidis*）単独が2例（4％），腸球菌（*Enterococcus faecalis*）単独が1例（2％），シュードモナス属（*Pseudomonas*）単独が1例（2％），プロテウス属（*Proteus mirabilis*）単独が1例（2％），アシネトバクター（*Acinetobacter*）単独が1例（2％）で，他の9例（20％）では2種類以上の菌で培養が陽性であった（**IF00353**, **EV level 9**)[2]. 脊椎instrumentation手術後SSI症例9例中メチシリン耐性黄色ブドウ球菌（methicillin-resistant *Staphylococcus aureus*：MRSA）が4例で最多であったと報告されている（**I2J00307**, **EV level 7**)[3]. 日本における日本整形外科学会学術研究プロジェクト調査による脊椎instrumentation手術後感染例92例中MRSAが34例（37％），表皮ブドウ球菌が16例（17％），黄色ブドウ球菌が11例（12％）の順に多かった（**I2H00085**, **EV level 10**)[4]と報告されている．

人工股関節置換術後に深部SSIが発生した57例に対し培養を行った報告では，CNSが33例（58％），黄色ブドウ球菌が4例（7％），連鎖球菌（*Streptococcus*）が3例（5％），MRSAが2例（4％），腸球菌が2例（4％），シュードモナス属が2例（4％），大腸菌（*Escherichia coli*）が1例（2％），カンジダ・アルビカンス（*Candida albicans*）が1例（2％），バクテロイデス属（*Bacteroides*）が1例（2％），複数菌感染が8例（14％）であった（**IF01590**, **EV level 5**)[5]. 255例の人工股関節全置換術後感染例中，検出された原因菌のうち最も多かったのが，CNS 67％で，次いで黄色ブドウ球菌13％，連鎖球菌9％，大腸菌6％，であった（**I2F01932**, **EV level 7**)[6]. 日本における日本整形外科学会学術研究プロジェクト調査による人工関節置換術

後感染例134例中MRSAが56例（42％），黄色ブドウ球菌が23例（17％），表皮ブドウ球菌が15例（11％）の順に多かった（**I2H00085，EV level 10**）[4]と報告されている．

その他，原因菌は黄色ブドウ球菌または表皮ブドウ球菌が多かったとするものが多い[（**IF00022，EV level 5**）[7]，（**IF00032，EV level 6**）[8]，（**IF00320，EV level 7**）[9]，（**IF01186，EV level 8**）[10]，（**IF01358，EV level 9**）[11]］．

また，整形外科手術1,036例に対し術中創閉鎖前のインプラント，骨，関節面周囲をスワブで拭った培養検査にて培養陽性例は97例（8.3％）であり，内訳はCNS 51例（53％），プロピオン酸菌22％，コリネバクテリア11％であった（**I2F01776，EV level 7**）[12]との報告もある．

文献

1) **IF00242**　Arciola CR et al：Staphylococci in orthopaedic surgical wounds, New Microbiol **24**（4）：365-369, 2001

2) **IF00353**　Weinstein MA et al：Postoperative spinal wound infection：a review of 2,391 consecutive index procedures. J Spinal Disord **13**（5）：422-426, 2000

3) **I2J00307**　土田隼太郎ほか：脊椎instrumentation手術後手術創感染の検討．脊椎脊髄神手術手技 **9**（1）：30-35, 2007

4) **I2H00085**　山本謙吾ほか：インプラント感染　その予防と対策—インプラント感染の疫学—インプラント手術における手術部位感染の疫学．整・災外 **53**（5）：419-425, 2010

5) **IF01590**　Ammon P et al：Allograft bone in two-stage revision of the hip for infection：is it safe？ J Bone Joint Surg Br **86**（7）：962-965, 2004

6) **I2F01932**　Rafiq I et al：The microbiology of infected hip arthroplasty. Int Orthop **30**（6）：532-535, 2006

7) **IF00022**　Babcock HM et al：Postarthroscopy surgical site infections：review of the literature. Clin Infect Dis **34**（1）：65-71, 2002

8) **IF00032**　Indelli PF et al：Septic arthritis in postoperative anterior cruciate ligament reconstruction. Clin Orthop Relat Res（398）：182-188, 2002

9) **IF00320**　Mirzayan R et al：Management of chronic deep infection following rotator cuff repair. J Bone Joint Surg Am **82-A**（8）：1115-1121, 2000

10) **IF01186**　Stuart MJ et al：Reoperation after condylar revision total knee arthroplasty. Clin Orthop Relat Res（286）：168-173, 1993

11) **IF01358**　Davne SH et al：Complications of lumbar spinal fusion with transpedicular instrumentation. Spine **17**（6 Suppl）：S184-189, 1992

12) **I2F01776**　Bernard L et al：The value of bacterial culture during clean orthopedic surgery：a prospective study of 1,036 patients. Infect Control Hosp Epidemiol **25**（6）：512-514, 2004

Clinical Question 4　易感染性宿主はSSI発生率が高いか

要約

Grade B
Grade C

糖尿病を合併した症例においては，SSI発生率が高い．
関節リウマチ，HIV陽性（主として血友病による），血液透析などの易感染性宿主においては，SSI発生率が高い可能性があり，加齢や低栄養状態なども考慮すべき危険因子である．

背景・目的

易感染性宿主のSSI発生率について，過去の報告をもとに概説する．

解説

糖尿病

コントロール不良の糖尿病患者3,973例，コントロール良好の糖尿病患者105,485例，糖尿病の合併がない患者920,555例の下肢人工関節手術症例を比較した報告では，コントロール良好群と比較し，不良群ではSSI発生率が有意に高かった[adjusted odds ratio（OR）2.28, 95% confidence interval（95% CI）1.36～3.81, p = 0.002]（I2F00623, **EV level 5**)[1]．

手術を受けた閉鎖性足関節骨折87例を糖尿病ありの19例となしの68例に分けて検討すると，表層および深部SSIは糖尿病あり19例中4例（21%）で発生し，糖尿病なしの68例中6例（9%）で発生していた（IF00297, **EV level 5**)[2]．

一方，脊椎手術におけるcase-control studyにおいて糖尿病が有意な危険因子として指摘されており，そのORは4.0（95% CI 1.2～12.8），4.88（95% CI 1.01～23.51），5.92（95% CI 1.23～28.5）と報告されている[（I2F00989, **EV level 6**)[3]，（I2F00373, **EV level 6**)[4]，（I2F00317, **EV level 6**)[5]]．脊椎手術におけるSSIの危険因子に関するレビューにおいても，8編の論文中5編でSSIと糖尿病の有意な関連が指摘されており，周術期の高血糖についても5編のcase-control studyで危険因子であったと報告されている（I2F00319, **EV level 1**)[6]．

日本整形外科学会学術研究プロジェクト調査・人工関節置換術後および脊椎instrumentation術後感染症例の実態調査においても，糖尿病症例は有意に感染率が高かったと報告されている．人工関節置換術症例では，糖尿病合併例の感染率は2.7%で有意に感染率が高かった（p = 0.0018）．また，脊椎instrumentation手術例における糖尿病合併例の感染率も7.3%で有意に高かった（p = 0.0008）[（I2J00210, **EV level 10**)[7]，（I2J00211, **EV level 10**)[8]]．

関節リウマチ

人工関節置換術を受けた3,529関節の報告では，深部SSIは人工膝関節置換術362

関節中9関節（2.5%），人工股関節2,651関節中17関節（0.64%）に発生しており，人工膝関節置換術では関節リウマチが，人工股関節では糖尿病がそれぞれ危険因子に含まれていた（IF01266，EV level 5）[9]．同様に，人工膝関節置換術を受けた12,118関節の報告では，深部SSIは357例（2.9%）に発生しており，関節リウマチ，先行する深部SSI，皮膚に感染のある患者などが危険因子であった（IF01365，EV level 7）[10]．

HIV陽性

主に血友病治療のためHIV陽性となり人工関節置換術を受けた73例102関節の報告では，深部SSIは初回手術では91関節中17関節（18.7%），再置換術では11関節中4関節（36.3%）に発生していた（IF00198，EV level 7）[11]．また，血友病患者に対して人工膝関節置換術を施行した68例90関節の報告では，68例中53例が手術時HIV陽性で，深部SSIは90関節中14関節（15.6%）に発生していた（IF01591，EV level 7）[12]．

血液透析

血液透析を受けている慢性腎不全患者に人工股関節や人工膝関節置換術および再置換術，resection arthroplastyを施行した14例の報告では，4例（29%）が術後何らかの合併症のため病院で死亡し，7例（50%）に深部SSIが発生していた（IF00026，EV level 5）[13]．また，1985～2008年にスコットランドで行われた人工膝関節置換術59,288例において腎疾患のない例，腎不全例，血液透析例，腎移植例の感染率を比較検討し，血液透析例162例においては90日以降の遅発性感染のリスクが有意に高かったと報告されている［8.03%，relative risk（RR）3.99，$p < 0.001$］（I2F00232，EV level 5）[14]．

加齢および低栄養など

同一施設で一定期間に整形外科，神経外科，皮膚軟部組織，心胸郭，血管，消化器外科の各手術を受けた全9,016例の報告では，12.6%に早期表層および深部SSIが発生し，加齢と低アルブミン血症が有意に関係する因子であった（IF00175，EV level 5）[15]．

脳性麻痺による側弯症の手術を受けた44例の報告では，術野以外の感染を含む何らかのSSIは，術前血清アルブミン3.5g/dL以上かつリンパ球1,500/mL以上の24例では6例（25%）に発生していたが，術前血清アルブミン3.5g/dL未満またはリンパ球1,500/mL未満の20例では19例（95%）に発生していた（IF01205，EV level 6）[16]．

日本整形外科学会学術研究プロジェクト調査・人工関節置換術後および脊椎instrumentation術後感染症例の実態調査においても，低栄養は有意に感染率が高かったと報告されている．人工関節置換術症例では，総蛋白量：感染群6.9±0.7g/dL・非感染群7.0±0.7g/dL（$p = 0.0367$），アルブミン量：感染群3.8±0.6g/dL・非感染群4.0±0.5g/dL（$p = 0.0054$）でいずれも感染群が有意に低値であった．また，脊椎instrumentation症例においては，アルブミン量：感染群3.7±0.8g/dL・非感染群4.0±0.6g/dL（$p = 0.0041$）で感染群が有意に低値であった（I2J00211，EV level 10）[8]．

これら易感染性宿主のうち，糖尿病患者におけるSSI発生率は，全体における発生率よりも高い．また，関節リウマチやHIV陽性，血液透析の患者では，SSI発生率が高い可能性があり，加齢や低栄養状態も考慮すべき危険因子と考えられる．

皮膚疾患が危険因子であることを示唆する症例報告もあるが，明確に示す文献は見出せない．

文献

1) I2F00623　Marchant MH et al：The impact of glycemic control and diabetes mellitus on perioperative outcomes after total joint arthroplasty. J Bone Joint Surg Am **91** (7)：1621-1629, 2009

2) IF00297　Flynn JM et al：Closed ankle fractures in the diabetic patient. Foot Ankle Int **21** (4)：311-319, 2000

3) I2F00989　Kanafani ZA et al：Surgical site infections following spinal surgery at a tertiary care center in Lebanon：incidence, microbiology, and risk factors. Scand J Infect Dis **38** (8)：589-592, 2006

4) I2F00373　Watanabe M et al：Risk factors for surgical site infection following spine surgery：efficacy of intraoperative saline irrigation. J Neurosurg Spine **12** (5)：540-546, 2010

5) I2F00317　Schimmel JJ et al：Risk factors for deep surgical site infections after spinal fusion. Eur Spine J **19** (10)：1711-1719, 2010

6) I2F00319　Schuster JM et al：The influence of perioperative risk factors and therapeutic interventions on infection rates after spine surgery：a systematic review. Spine (Phila Pa 1976) **35** (9 Suppl)：S125-S137, 2010

7) I2J00210　正岡利紀ほか：TKA術後感染の治療戦略—感染の予防と診断—人工関節置換術後感染の疫学—日整会学術研究プロジェクト調査より．関節外科 **29** (1)：10-14, 2010

8) I2J00211　正岡利紀ほか：整形外科術後感染の実態と予防対策—整形外科領域における術後感染の疫学—日本整形外科学会学術研究プロジェクト調査より．臨整外 **44** (10)：975-980, 2009

9) IF01266　Wymenga AB et al：Perioperative factors associated with septic arthritis after arthroplasty：prospective multicenter study of 362 knee and 2,651 hip operations. Acta Orthop Scand **63** (6)：665-671, 1992

10) IF01365　Bengtson S et al：The infected knee arthroplasty：a 6-year follow-up of 357 cases. Acta Orthop Scand **62** (4)：301-311, 1991

11) IF00198　Hicks JL et al：Infected joint replacements in HIV-positive patients with haemophilia. J Bone Joint Surg Br **83** (7)：1050-1054, 2001

12) IF01591　Silva M et al：Long-term results of primary total knee replacement in patients with hemophilia. J Bone Joint Surg Am **87** (1)：85-91, 2005

13) IF00026　Sunday JM et al：Complications of joint arthroplasty in patients with end-stage renal disease on hemodialysis. Clin Orthop Relat Res (397)：350-355, 2002

14) I2F00232　McCleery MA et al：Rates of infection and revision in patients with renal disease undergoing total knee replacement in Scotland. J Bone Joint Surg Br **92** (11)：1535-1539, 2010

15) IF00175　Scott JD et al：Factors associated with postoperative infection. Infect Control Hosp Epidemiol **22** (6)：347-351, 2001

16) IF01205　Jevsevar DS et al：The relationship between preoperative nutritional status and complications after an operation for scoliosis in patients who have cerebral palsy. J Bone Joint Surg Am **75** (6)：880-884, 1993

Clinical Question 5
生物学的製剤の使用は整形外科手術においてSSIのリスクとなるか

要 約	
Grade B	生物学的製剤（主にTNF阻害薬）は多くの整形外科手術において，適切な待機期間を設定すれば，重篤なSSIを引き起こすリスクにはならない．
Grade C	ただし，生物学的製剤使用下での人工関節置換術に対してはリスクとなる可能性があり注意を要する．

背景・目的

関節リウマチ患者に対する整形外科手術において，生物学的製剤の使用がSSIの発生率を増加させるかを文献的に考察する．

解説

生物学的製剤の登場により，関節リウマチの治療ゴールが寛解へと大きくシフトしてきており，使用症例数も増加してきている．しかし，生物学的製剤には，その性質上，生体防御機能抑制や創傷治癒障害をきたす懸念があり，周術期の使用においては感染のリスクを増加させる可能性がある．現在，日本国内で使用可能な生物学的製剤は7種類ある．作用機序により①抗腫瘍壊死因子 (tumor necrosis factor：TNF) 阻害薬であるインフリキシマブ，エタネルセプト，アダリムマブ，ゴリムマブ，セルトリズマブ ペゴル，②インターロイキン (interleukin：IL)-6阻害薬のトシリズマブ，③T細胞の活性化を抑制するT細胞選択的共刺激調節薬のアバタセプトである．

生物学的製剤使用下でのリウマチ患者に対する整形外科手術において，使用薬剤のほとんどが早期に登場したTNF阻害薬であるインフリキシマブとエタネルセプトを中心とした検討となっている．また，多くのリウマチ患者においては生物学的製剤以外にも併用薬剤としてメトトレキサート (methotrexate：MTX) やステロイドなどの影響も考慮しなければならない．インフリキシマブのようにMTXの併用が必須とされる生物学的製剤もある．それ以外にも手術術式や，周術期の待機期間など，リスク評価には多くのことが絡まっており，明確な線引きは困難であるが，得られた報告をもとに検討する．

生物学的製剤（主にTNF阻害薬）が整形外科手術においてSSIのリスクとならないとする多くの報告がある．

足部・足関節手術における比較臨床試験 (I2H00012, **EV level 5**)[1]，整形外科手術（人工関節置換術およびその他手術）を対象としたcase-control study [(I2J00351, **EV level 6**)[2], (I2H00009, **EV level 6**)[3], (I2J00204, **EV level 6**)[4], (I2J00273, **EV level 6**)[5]] および人工膝関節置換術を対象としたcase-control study [(I2H00019, **EV level 6**)[6], (I2H00022, **EV level 6**)[7]] において，生物学的

製剤使用群と非使用群ではSSI発生に差はなかった．これら7編の報告での生物学的製剤使用群のSSI発生率は0〜6.2%であった．また，その多くが表層SSIであり，深部SSIは2例のみの報告であった．

また，上記以外の日本国内で報告された生物学的製剤使用下での整形外科手術のSSI発生率は，0〜8.0% [(I2H00025, **EV level 6**)[8)], (I2J00269, **EV level 7**)[9)], (I2H00023, **EV level 9**)[10)], (I2J00360, **EV level 9**)[11)], (I2H00020, **EV level 9**)[12)], (I2J00107, **EV level 9**)[13)], (I2H00016, **EV level 6**)[14)], (I2F00155, **EV level 5**)[15)]] であった．ここでもSSIのほとんどが表層SSIであり，深部SSIはこれら8編の報告の合計346編中2編のみであった．

これらの報告から，リウマチ患者での整形外科手術において，生物学的製剤はSSIのリスクを高めることはなく，発生しても重篤なSSIには至ることは少ないことが示唆される．

一方，生物学的製剤使用が整形外科手術においてSSIのリスクとなる報告は4編あり，うち3編は日本国内からのものであった．

リウマチ患者91例を重篤なSSIの有無で2群に分類した比較検討で，TNF阻害薬は有意にSSI発生に関連し（OR 4.4, 95% CI 1.10〜18.41），さらに年齢，性別，罹病期，プレドニゾン使用，糖尿病，リウマチ因子で補正した場合でも同様であった（OR 5.3, 95% CI 1.1〜24.9）(I2F00930, **EV level 6**)[16)].

TNF阻害薬治療中に関節手術を受けたリウマチ患者49例64関節を術式・性別をマッチさせたDMARDs加療63例64関節との検討では，TNF阻害薬はSSI（OR 21.8, 95% CI 1.231〜386.1）とDVTの危険因子であった (I2H00011, **EV level 6**)[17)].

人工関節置換術を施行したリウマチ患者420例をSSI発生群と非発生群に分け，SSIに関与する多数因子について検討した結果，生物学的製剤使用（OR 5.69, 95% CI 2.07〜15.61）と罹病期間（OR 1.09, 95% CI 1.04〜1.14）のみが早期SSI発生の有意な危険因子であった．また，使用薬剤ではインフリキシマブ（OR 9.8, 95% CI 2.41〜39.82）とエタネルセプト（OR 9.16, 95% CI 2.77〜30.25）が有意な危険因子であった (I2H00010, **EV level 6**)[18)].

リウマチ患者59,807手術を対象とした日本整形外科学会リウマチ委員会からの報告がある．SSIの発生は，生物学的製剤使用群（1.3%），非使用群（1.0%）との間に差はなく，術式間の比較でも人工関節置換術とそれ以外の手術ではSSIの発生に差はなかった．サブ解析において，人工関節以外の手術では生物学的製剤使用群と非使用群で，SSI発生率に差はなかったが，人工関節置換術に限定すると，生物学的製剤使用群でリスクが2倍以上高かった（OR 2.12, 95% CI 1.48〜3.03）(I2H00008, **EV level 6**)[19)].

多くの報告で生物学的製剤が整形外科手術の危険因子ではないとするなかで，国内から関節手術，特に人工関節置換術において生物学的製剤の使用がリスクとなることを示した報告が出ていることに留意すべきである．

多くのリウマチ患者において，生物学的製剤以外にも薬剤が併用されている．ステロイドに関しては，投与自体がSSIの危険因子とする報告 (I2H00021, **EV level 6**)[20)] と，逆にリスクでないとする報告 (I2H00010, **EV level 6**)[18)] があり，意見が分かれていた．TNF阻害薬とステロイドの併用がSSIの危険因子とする報告がある (I2H00011, **EV level 6**)[17)].

MTXに関しては，2011年より日本においてもMTXが最大8mg/週から16mg/週へ増量可能となり，今後は増量による影響も考慮しなければならない．今回，日本国内からの報告はほとんどが8mg/週以下であった．日本リウマチ学会によるメトトレキサート（MTX）診療ガイドラインでは，整形外科予定手術の場合，投与量が12.5mg/週以上は，休薬を含め慎重に判断することが望ましいとされている（I2R00014, EV level 11）[21]．

　MTX 15mg/週以上でも感染リスクに差はない（I2F00930, EV level 6）[16]とする海外の報告もあるが，日本人に対しても同様な結果が得られるかは今後のデータの蓄積が必要である．少なくとも生物学的製剤使用においてMTXの併用がSSIのリスクを上げることを示したものはなかった．

　周術期の生物学的製剤の使用においては感染のリスクを軽減するために各薬剤の半減期などを考慮した待機期間を設けることが推奨されており，報告のほとんどが周術期の待機期間を設けていた．日本リウマチ学会によるTNF阻害薬使用ガイドラインでは，外科手術はTNF阻害薬の最終投与より2〜4週間（インフリキシマブでは半減期が長いため4週間）の間隔のあとに行うことが望ましいとしている（I2R00015, EV level 11）[22]．それに対して，米国リウマチ学会（ACR）の勧告（2008年）ではインフリキシマブも含め生物学的製剤の周術期待機期間は少なくとも術前後1週間と日本のガイドラインより短期間となっている（I2H00113, EV level 11）[23]．

　一方，海外からはTNF阻害薬の周術期継続投与はSSIの危険因子とならないとする報告が複数ある［(I2F00882, EV level 6)[24], (I2F01116, EV level 6)[25], (I2H00013, EV level 6)[26], (I2H00014, EV level 6)[27]］．過度な待機期間は病勢の再燃を引き起こす可能性があるが，リスク回避を考えれば周術期の待機期間は設けるべきであろうと考える．

　2009年よりインフリキシマブの増量投与可能となっているが，報告の多くは増量以前の用量であり，増量による影響は今後の課題である．また，他の生物学的製剤の感染リスクに対する影響も今後の検討課題である．

　以上のことより，関節リウマチに対する整形外科手術において，生物学的製剤（主にTNF阻害薬）は，人工関節置換術やステロイド使用例には注意を要するが，周術期の適切な待機期間を設定すれば，重篤なSSIのリスクを増大させるものではないようである．

文献

1) I2H00012　Bibbo C et al：Infectious and healing complications after elective orthopaedic foot and ankle surgery during tumor necrosis factor-alpha inhibition therapy. Foot Ankle Int 25 (5)：331-335, 2004
2) I2J00351　北村公一ほか：生物学的製剤使用時の合併症. 日人工関節会誌 39：14-15, 2009
3) I2H00009　Kubota A et al：Perioperative complications in elective surgery in patients with rheumatoid arthritis treated with biologics. Mod Rheumatol 22 (6)：844-848, 2012
4) I2J00204　水木伸一ほか：関節リウマチ・抗TNF療法中の整形外科手術周術期合併症についての検討. 松山赤十字病医誌 34 (1)：15-18, 2009

5) I2J00273　中村正樹ほか：生物学的製剤使用症例における周術期合併症の検討. 日人工関節会誌 39：226-227, 2009

6) I2H00019　野口智恵子ほか：関節リウマチ患者人工膝関節置換術における周術期の生物学的製剤の影響. 整外と災外 61(2)：201-203, 2012

7) I2H00022　寺島尚志ほか：リウマチ性膝関節症に対する人工膝関節置換術—生物学的製剤使用の有無による臨床成績のちがい. 日関節病会誌 28(4)：539-543, 2009

8) I2H00025　神戸克明ほか：関節リウマチにおける生物学的製剤と手術療法. 関節の外科 35(4)：157-162, 2008

9) I2J00269　中川夏子ほか：生物学的製剤使用下の整形外科手術について. 甲南病医誌 26：40-42, 2009

10) I2H00023　恒吉康弘ほか：RA生物学的製剤使用例における周術期管理. 日関節病会誌 28(1)：9-14, 2009

11) I2J00360　野中藤吾ほか：生物学的製剤使用中の人工関節手術における感染リスク. 日骨関節感染会誌 22：31-34, 2009

12) I2H00020　佐藤正夫ほか：生物学的製剤使用中に施行された手術症例の検討. 中部整災誌 54(2)：259-260, 2011

13) I2J00107　高窪祐弥ほか：生物学的製剤投与中の関節リウマチ患者における手術症例の検討. 日関節病会誌 29(2)：231-236, 2010

14) I2H00016　Hirano Y et al：Influences of anti-tumour necrosis factor agents on postoperative recovery in patients with rheumatoid arthritis. Clin Rheumatol 29(5)：495-500, 2010

15) I2F00155　Hayata K et al：Clinical factors related to the efficacy and complications of orthopedic surgery for rheumatoid arthritis with infliximab. Int J Rheum Dis 14(1)：31-36, 2011

16) I2F00930　Giles JT et al：Tumor necrosis factor inhibitor therapy and risk of serious postoperative orthopedic infection in rheumatoid arthritis. Arthritis Rheum 55(2)：333-337, 2006

17) I2H00011　Kawakami K et al：Complications and features after joint surgery in rheumatoid arthritis patients treated with tumour necrosis factor-alpha blockers：perioperative interruption of tumour necrosis factor-alpha blockers decreases complications? Rheumatology (Oxford) 49(2)：341-347, 2010

18) I2H00010　Momohara S et al：Prosthetic joint infection after total hip or knee arthroplasty in rheumatoid arthritis patients treated with nonbiologic and biologic disease-modifying antirheumatic drugs. Mod Rheumatol 21(5)：469-475, 2011

19) I2H00008　Suzuki M et al：Risk of postoperative complications in rheumatoid arthritis relevant to treatment with biologic agents：a report from the Committee on Arthritis of the Japanese Orthopaedic Association. J Orthop Sci 16(6)：778-784, 2011

20) I2H00021　酒井良忠ほか：関節リウマチ患者における術後感染, 創治癒遅延—メソトレキサート, 生物学的製剤はリスクとなるのか. 中部整災誌 53(1)：179-180, 2010

21) I2R00014　日本リウマチ学会MTX診療ガイドライン策定小委員会（編）：第7章 周術期の対応. 関節リウマチ治療におけるメトトレキサート（MTX）診療ガイドライン2011年版, 羊土社, 東京, p38-39, 2011

22) I2R00015　関節リウマチ（RA）に対するTNF阻害薬使用ガイドライン（2014年改訂版）Available at：http://www.ryumachi-jp.com/info/guideline_TNF_140203.pdf

23) I2H00113　Saag KG et al：American College of Rheumatology 2008 recommendations for the use of nonbiologic and biologic disease-modifying antirheumatic drugs in rheumatoid arthritis. Arthritis and rheumatism 59(6)：762-784, 2008

24) I2F00882　den Broeder AA et al：Risk factors for surgical site infections and other complications in elective surgery in patients with rheumatoid arthritis with special attention for anti-tumor necrosis factor：a large retrospective study. J Rheumatol 34 (4)：689-695, 2007
25) I2F01116　Ruyssen-Witrand A et al：Complication rates of 127 surgical procedures performed in rheumatic patients receiving tumor necrosis factor alpha blockers. Clin Exp Rheumatol 25 (3)：430-436, 2007
26) I2H00013　Talwalkar SC et al：Tumour necrosis factor alpha antagonists and early postoperative complications in patients with inflammatory joint disease undergoing elective orthopaedic surgery. Ann Rheum Dis 64 (4)：650-651, 2005
27) I2H00014　Wendling D et al：Surgery in patients receiving anti-tumour necrosis factor alpha treatment in rheumatoid arthritis：an observational study on 50 surgical procedures. Ann Rheum Dis 64 (9)：1378-1379, 2005

第2章 術前・術中での術後感染予防のための管理・対策

はじめに

初版の第2章は11のCQで構成されていた．改訂版では「周術期血糖コントロールにより，SSIのリスクが減少するか」，「SSIを予防するためには，創閉鎖にどのような縫合糸を使用すべきか」，「手術室入室時の履物の変更は必要か」の3つの新たなCQを追加した．一方，手術室の環境清浄用の紫外線殺菌法に関するCQは，エビデンスが乏しいことより外すこととした．また，抗リウマチ薬の継続投与に関するCQは，第1章の生物学的製剤に関するCQのところでまとめて記載することとした．

したがって，本章の改訂では以下の12のCQとなった．

2.1. 患者，術野および創閉鎖に対する管理・対策
CQ 1. 術前の鼻腔およびその他の部位の除菌はSSI発生率を減少させるか
CQ 2. 周術期血糖コントロールにより，SSIのリスクが減少するか
CQ 3. 術野の剃毛を行うことにより，SSIが減少するか
CQ 4. 術野の術直前ブラッシングはSSI発生予防に有用か
CQ 5. 骨関節手術において手術野に使用する消毒薬によりSSI発生率に差があるか
CQ 6. 術中のドレープ使用はSSIのリスク減少に有用か
CQ 7. SSIを予防するためには，創閉鎖にどのような縫合糸を使用すべきか

2.2. 術者に対する管理・対策
CQ 8. SSI発生予防に対する術者の必要な手洗い方法は
CQ 9. 人工関節置換手術などの骨関節外科において，
    a. 不織布製のガウンは綿製のガウンよりSSIを減少させるか
    b. 閉鎖性のガウン，全身排気スーツ（body-exhaust suits），手術用ヘルメット（Steri-Shield filtered exhaust helmet）などの使用でSSIが減少するか
CQ 10. 人工関節置換術などの骨関節外科手術では手術用手袋を二枚重ねで使用することによりSSIが減少するか

2.3. 手術室の管理・対策
CQ 11. 人工関節手術でバイオクリーンルームによりSSIが減少するか
CQ 12. 手術室入室時の履物の変更は必要か

これらのCQについて検討した．

本章のまとめ

主な改訂点，新たに追加したCQについて概略を説明する．術前の鼻腔およびその他の部位の除菌の有用性に関連して，整形外科以外の手術ではあるが，患者自身

の保菌に由来する内因性感染を示唆する結果が報告された．整形外科におけるSSIが，術中の落下細菌などの外因性感染以外に内因性感染である可能性の検討も必要である．初版以降，SSIの内因性因子を有する保菌例（MRSAを含むブドウ球菌）に対して，術前の鼻腔内および全身皮膚の除菌を行うとSSI発生率が減少するとの報告がみられるようになってきた．直近の文献で今回の改訂で検索された文献ではないが，整形外科手術においても，深部感染に至った鼻腔内保菌者のうち85.7%（7例中6例）が鼻腔内と感染部位の黄色ブドウ球菌が遺伝子レベルでの相同性を有しており，内因性感染を示唆する報告がなされた（I2H00127, **EV level 5**）[1]．しかし，保菌のスクリーニングを効果的にするための対象や方法には，まだ確立されたものはなく，また整形外科手術における除菌の効果についても否定的な意見もあり，今後も検討を要する課題である．

　従来から糖尿病患者ではSSI発生率が高いと報告されており，周術期血糖コントロールに関してのCQを追加した．今回のレビューでは，術後の血糖値<200mg/dLを目標にコントロールすることで，SSIのリスクを減少させることができる可能性があると考えた．

　切開創の閉鎖には様々な縫合糸が使用されている．近年抗菌縫合糸に関する報告も散見されることより，縫合糸に関するCQも追加した．非吸収糸に比べ吸収糸を使用することによりSSI発生率を減少させることが期待できる．抗菌縫合糸の使用によりSSI発生率を減少させる可能性があり，今後の整形外科領域における研究が期待される．

　現在のバイオクリーンルームは，超清浄空気と層状気流設備を含む．したがって，初版の「人工関節置換術では，超清浄空気および層流によりSSIが減少するか」とのCQを，「人工関節手術でバイオクリーンルームを使用することでSSIが減少するか」に変更した．最近，人工関節手術において層流設備を使用していた群のほうがSSI発生率が高かったとする結果が，複数の国から繰り返し報告された．超清浄空気は落下細菌の減少に対する効果はあり，落下細菌の減少はSSI発生率低下に結びつく可能性が高い．しかし，層流設備は術野周囲の環境により，SSI発生率については逆効果になる場合もあることを念頭に置く必要がある．したがって，推奨Gradeをバイオクリーンルームの使用によるSSIの減少は明らかでない（Grade I）に変更した．SSIは様々な要因が複雑に関連し発生するイベントであり，予防的抗菌薬投与などいろいろな対策が導入されたなかで，バイオクリーンルームの効果が絶大なものではなくなってきたのかもしれない．今後さらに詳細な検討が必要である．

　近年，手術室入室時の履物の変更を中止する施設が徐々に増えつつある．手術室入室時の履物の変更に関する整形外科清潔手術における臨床的なエビデンスをまとめるために，CQとして追加した．日本整形外科学会学術研究プロジェクト調査・人工関節置換術後および脊椎instrumentation術後感染症例の実態調査において，脊椎instrumentation手術では外履き用一般シューズ使用時のSSI発生率は手術室専用シューズ使用時に比べ有意に高かった．一方で，手術室におけるスリッパの履き替え，靴カバーの使用といった履物の交換がSSI発生率を改善するとする質の高いエビデンスは存在しなかった．履物変更を中止するにあたっては様々な問題点があり，手術室環境に留意し環境整備やスタッフ教育を十分に行う

ことなく安易に手術室入室時の履物変換中止を検討すべきではない．

文 献

1) I2H00127　Skramm I et al：Surgical site infections in orthopaedic surgery demonstrate clones similar to those in orthopaedic staphylococcus aureus nasal carriers. J Bone Joint Surg Am **96**(11)：882-888, 2014

2.1. 患者，術野および創閉鎖に対する管理・対策

Clinical Question 1

術前の鼻腔およびその他の部位の除菌はSSI発生率を減少させるか

要　約	
Grade C	整形外科手術において，ハイリスク症例に対しては，術前の鼻腔内スクリーニングと保菌例に対する鼻腔内および全身の皮膚の除菌を行うことはSSIの発生を減少させる可能性がある．

背景・目的

術前の鼻腔内保菌スクリーニングと鼻腔などの除菌がSSI発生予防に有効かを検討する．

解説

SSIの原因菌の由来は，大きく外因性と内因性に大別される．従来，術中の落下細菌などの外因性の細菌によりSSIが発生すると考えられてきた．しかし近年，整形外科以外の報告ではあるが，感染部位から得られた原因菌（黄色ブドウ球菌）の84.6％が鼻腔内から得られたものと遺伝子解析で同一のものであったとする報告（**I2H00108**，**EV level 10**)[1]があり，患者自身の保菌に由来する内因性のSSIの存在が疑われている．整形外科領域のSSIの原因菌で頻度が高いのは，黄色ブドウ球菌または表皮ブドウ球菌（第1章「骨・関節術後感染予防のための疫学」）であり，これらブドウ球菌の保菌部位は，一般成人では鼻腔内と手指が27％（**I2H00115**，**EV level 11**)[2]，MRSA保菌者では鼻腔内65％（**IF00076**，**EV level 5**)[3]と他の部位と比較して鼻腔内での保菌率が高いとされている．これらのことから，鼻腔における保菌（黄色ブドウ球菌など）がSSIの内因性因子として重要と考えられている．したがって，このCQは，SSI対策として内因性因子である保菌を制御するとSSIが減少するかという観点から検討しようとするものである．

整形外科領域において，原因菌の由来を示したエビデンスはないが，鼻腔内保菌がSSIの危険因子とする複数の報告がある．人工関節置換術後の黄色ブドウ球菌感染症の最も有意で重要な危険因子は，患者の術前の鼻腔部培養での高レベルのコロニー形成であったとする報告（**IF00305**，**EV level 5**)[4]，整形外科手術2423例に対する術前鼻腔内（咽喉，鼠径部含む）MRSA保菌例で有意にSSI発生率が高かった（adjusted OR：11，95％ CI 3～37）とする報告（**I2F00388**，**EV level 5**)[5]，約2,000例の人工関節置換術（膝および股）において，深部SSIの発生は保菌者で有意に高く，特に下肢の人工関節置換術でより有意であったとする報告（**I2F00252**，**EV level 5**)[6]がある．さらに，整形外科領域に限定した5編を対象としたmeta-analysisで

は，黄色ブドウ球菌の鼻腔内保菌とSSIに有意な関連があると結論している（OR 5.92, 95% CI 1.15〜30.39, p = 0.033）（**I2H00114, EV level 1**）[7]．

一方，大腿骨頚部骨折に対するインプラント挿入術で，術前MRSA保菌例と術後MRSA感染例が同一症例ではなかったことから，術前の保菌は感染に関与しなかった（**IF00077, EV level 6**）[8]とする否定的な報告もある．しかし，整形外科手術においてMRSAを含むブドウ球菌の鼻腔内保菌はSSIの危険因子である可能性が高いと考えられる．

鼻腔内保菌がSSIの危険因子であるならば，ムピロシンの鼻腔内塗布による除菌がSSI対策として有効か否かについて検討されてきた．整形外科手術614例のRCTにおいて，鼻腔内除菌は術前保菌陽性例の83.5％を陰性化したが，SSI発生率は除菌群3.8％，対照群4.7％と有意差がなかったとする報告（**IF00019, EV level 2**）[9]や，整形外科に限定した6編を対象としたmeta-analysisの結果，除菌によりSSIの発生は抑制傾向にあるが，統計学的に有意な抑制は示されなかった（OR 0.60, 95% CI 0.34〜1.06, p = 0.08）（**I2H00114, EV level 1**）[7]と効果を否定する報告がある．一方，鼻腔内除菌の効果を示した複数の報告が出てきている．整形外科手術2,088例のcase-control studyで，SSI発生率はムピロシン使用群1.3％，非使用群2.7％と除菌の効果があったとする報告（**IF00502, EV level 6**）[10]，整形外科手術284例のSSI発生率は除菌群0％，非除菌群4.7％，非保菌群1.0％と鼻腔内除菌がSSIの発生を有意に低下させたとの報告（**I2F00683, EV level 9**）[11]，整形外科手術3,249例に対し除菌介入前2年間と比較し，介入後3年間では有意にMSSA, MRSAによるSSIの発生が低下したとの報告（**I2F01621, EV level 10**）[12]がある．

さらに，整形外科手術での鼻腔内除菌介入による2編のmeta-analysisでも除菌の効果が示されている．整形外科を含めた非一般外科手術を対象に，3編のRCT（RR 0.80, 95% CI 0.58〜1.10）および4編の前後比較試験（RR 0.40, 95% CI 0.29〜0.56）から術前の鼻腔内除菌はSSI発生率を有意に減少させたと報告している（**I2F01664, EV level 1**）[13]．心臓外科と整形外科手術を対象に鼻腔内除菌とグリコペプチド系薬予防投与とのバンドル介入によるmeta-analysisで，整形外科手術と鼻腔内除菌に限定したサブ解析から，MSSAを除き，グラム陽性菌（pooled RR 0.32, 95% CI 0.22〜0.47），黄色ブドウ球菌（pooled RR 0.32, 95% CI 0.21〜0.47），MRSA（pooled RR 0.16, 95% CI 0.09〜0.28）によるSSIの発生は有意に減少していた（**I2H00111, EV level 1**）[14]．これらの結果は，ムピロシンによる鼻腔内除菌が整形外科手術においてもSSIの発生を低下させることを示唆している．

黄色ブドウ球菌の鼻腔内保菌者は一般成人と比べ，体幹，上肢，会陰部などの皮膚の保菌率が2〜3倍高く，また手指を介して細菌が，鼻腔から皮膚，逆に皮膚から鼻腔へと双方向に伝播するとされている（**I2H00115, EV level 11**）[2]．したがって，術野でない鼻腔の除菌のみで対策として十分かという懸念があり，ムピロシンによる鼻腔内除菌と，クロルヘキシジンによる全身の皮膚の除菌の併用による介入の効果が検討された．人工関節置換術1,495例において，SSI発生率は介入群（0.77％）が非介入群（1.7％）より有意に低かったとする報告（**I2F00551, EV level 5**）[15]．介入によりMRSAによるSSI発生率は整形外科手術のみが0.3％から0％と有意に減少したとする報告（**I2F00679, EV level 5**）[16]．整形外科手術2,178例に対し，MRSAによるSSIの発生は除菌介入前2.3％から介入6ヵ月0.33％，介入6ヵ

月～1年0.4％と有意に減少したとする報告（I2F01746, EV level 10）[17] がある．整形外科待機手術7,019例において，介入後も保菌が持続するならVCM（バンコマイシン）静脈投与で全身の除菌をするプログラムで，SSI発生率は介入前0.45％から介入後0.19％と有意に低下したとの報告（I2F00193, EV level 6）[18] もある．しかし，術前の抗菌薬投与などの抗菌処置が，MRSAコロニー形成を陰性化させたとの信頼できる基準の報告はなく，逆に，術前のVCMの長期投与は，新たな耐性菌の出現を促す可能性があり（IF00311, EV level 1）[19] 注意を要する．

一方，鼻腔内と全身の皮膚の除菌プログラムを施行してもSSIの発生を完全には防げないことを示した報告がある．整形外科手術5,933例に対し鼻腔内MRSAスクリーニング陽性例に鼻腔と全身の除菌プログラムを施行し，除菌が確認された90例の手術において，6例（6.7％）にSSIが発生し，うち4例の原因菌がMRSAであったと報告している（I2F00252, EV level 5）[6]．このことは，SSIの発生には保菌以外にも多くの因子が関与し，その成立は単純なものではないことを示唆するものである．

SSI発生予防策として除菌が有効である可能性があるが，保菌の有無を確認するための手段が問題となる．一般的には，鼻腔内スクリーニングが施行されているが，鼻腔内のみでよいかという問題もある．全例を対象に施行するuniversal screeningはコストや労力を考慮すると現実的ではない．また，保菌の有無に関係なく全例にムピロシンによる除菌を施行することは耐性化の問題がある．したがって，対象を限定して行うtargeted screeningが現状では実用的と考えられる．対象の選択としては術前の除菌が有用で，かつ費用対効果のある症例が理想ではあるが，一般的には黄色ブドウ球菌の鼻腔内保菌率が高いとされる，いわゆる高危険因子を有する症例があげられる．高危険因子として糖尿病，人工透析患者，腎疾患末期，肝疾患末期，HIV患者，皮膚疾患，肥満，脳血管疾患の既往など（I2H00115, EV level 11）[2] や，最近の入院歴・施設入所歴，過去1年以内の抗菌薬の投与歴，手術歴などを有するものと，これらと密接な接触があったもの（I2F01876, EV level 11）[20]，およびブドウ球菌感染の既往や，免疫抑制状態にある易感染性患者も高危険因子に含まれている．

実際にこれらの高危険因子が鼻腔内スクリーニングにおいて，MRSA保菌の予測に有用かを検討した報告がある．救急部において高危険因子を有する277例に対して，MRSA保菌率を前向き調査した結果，MRSA保菌率が30％以上の因子は，MRSA保菌あるいは感染の既往60.0％，抗菌薬の使用歴47.2％，過去の入院歴40.0～43.9％，75歳以上33.2％，慢性皮膚疾患34.2％，5年以内の介護施設の長期入所32.0％，尿路カテーテル留置33.3％であったとしている．また，危険因子を3つ以上有するものは，3つ未満のものよりMRSA保菌率が高かったと報告している（63.2％ vs. 22.2％）（I2H00116, EV level 5）[21]．後ろ向き調査でMRSA保菌と有意に関連した4因子（1年以内の入院歴，ナーシングホーム入所，皮膚疾患／皮膚感染症，糖尿病）を点数化し構築したスコアリングシステム（感度71％，特異度83％）を，前向き調査で検証した報告がある．前向き検証調査ではナーシングホーム入所のみがMRSA保菌の有意な危険因子（OR 6.54, 95％ CI 3.07～13.28）であり，前向き調査でのスコアリングシステムは後ろ向き調査と比較して感度で劣っていたと報告している（感度54％，特異度80％）（I2H00117, EV level 5）[22]．

これらの報告から，targeted screeningの対象としてMRSA保菌の危険因子は，どの因子も絶対的なものはなく，指標としてはまだ不十分と思われる．単独よりは複数の因子の組み合わせが，より確かな指標になるため必要と思われ，また選択される危険因子も国，地域，施設などの医療環境によって異なることが予想され，今後の検討が必要と考える．整形外科領域では，前述のMRSA保菌のリスクが高いとされる症例に，最もSSIの治療に難渋する人工関節置換術や脊椎instrumentationなどの手術を行うことは少なく実用的ではない．人工物を挿入する場合に術前のスクリーニングを施行すべきとする意見もあるが，今後の検討課題である．

　ハイリスク症例に対して術前のスクリーニングを施行し，保菌例に対して鼻腔内と全身の除菌を行うことは，整形外科手術においてSSIの発生を低下させる可能性があると考えられる．しかし，targeted screeningの対象の基準が明確になっていないこと，整形外科領域でのmeta-analysisでSSIに対し有意な除菌の効果が得られなかったとの報告もあり，今後の研究が待たれる．

文献

1) I2H00108　Perl TM et al：Intranasal mupirocin to prevent postoperative Staphylococcus aureus infections. N Engl J Med 346(24):1871-1877, 2002
2) I2H00115　Wertheim HF et al：The role of nasal carriage in Staphylococcus aureus infections. Lancet Infect Dis 5(12):751-762, 2005
3) IF00076　Samad A et al：Prevalence of methicillin-resistant Staphylococcus aureus colonization in surgical patients, on admission to a Welsh hospital. J Hosp Infect 51(1):43-46, 2002
4) IF00305　Kalmeijer MD et al：Nasal carriage of Staphylococcus aureus is a major risk factor for surgical-site infections in orthopedic surgery. Infect Control Hosp Epidemiol 21(5):319-323, 2000
5) I2F00388　Yano K et al：Positive nasal culture of methicillin-resistant Staphylococcus aureus (MRSA) is a risk factor for surgical site infection in orthopedics. Acta Orthop 80(4):486-490, 2009
6) I2F00252　Murphy E et al：MRSA colonisation and subsequent risk of infection despite effective eradication in orthopaedic elective surgery. J Bone Joint Surg Br 93(4):548-551, 2011
7) I2H00114　Levy PY et al：Relation between nasal carriage of Staphylococcus aureus and surgical site infection in orthopedic surgery：the role of nasal contamination：a systematic literature review and mcta-analysis. Orthop Traumatol Surg Res 99(6):645-651, 2013
8) IF00077　Khan OA et al：Methicillin-resistant Staphylococcus aureus incidence and outcome in patients with neck of femur fractures. J Hosp Infect 51(3):185-188, 2002
9) IF00019　Kalmeijer MD et al：Surgical site infections in orthopedic surgery：the effect of mupirocin nasal ointment in a double-blind, randomized, placebo-controlled study. Clin Infect Dis 35(4):353-358, 2002
10) IF00502　Gernaat-van der Sluis AJ et al：Prophylactic mupirocin could reduce orthopedic wound infections. 1,044 patients treated with mupirocin compared with 1,260 historical controls. Acta Orthop Scand 69(4):412-414, 1998
11) I2F00683　Price CS et al：Staphylococcus aureus nasal colonization in preoperative orthopaedic outpatients. Clin Orthop Relat Res 466(11):2842-2847, 2008

12) I2F01621　Coskun D et al : Decrease in Staphylococcus aureus surgical-site infection rates after orthopaedic surgery after intranasal mupirocin ointment. J Hosp Infect 58 (1) : 90-91, 2004

13) I2F01664　Kallen AJ et al : Perioperative intranasal mupirocin for the prevention of surgical-site infections : systematic review of the literature and meta-analysis. Infect Control Hosp Epidemiol 26 (12) : 916-922, 2005

14) I2H00111　Schweizer M et al : Effectiveness of a bundled intervention of decolonization and prophylaxis to decrease Gram positive surgical site infections after cardiac or orthopedic surgery : systematic review and meta-analysis. BMJ (Clinical research ed) 346 : f2743, 2013

15) I2F00551　Hacek DM et al : Staphylococcus aureus nasal decolonization in joint replacement surgery reduces infection. Clin Orthop Relat Res 466 (6) : 1349-1355, 2008

16) I2F00679　Pofahl WE et al : Active surveillance screening of MRSA and eradication of the carrier state decreases surgical-site infections caused by MRSA. J Am Coll Surg 208 (5) : 981-988, 2009

17) I2F01746　Wilcox MH et al : Use of perioperative mupirocin to prevent methicillin-resistant Staphylococcus aureus (MRSA) orthopaedic surgical site infections. J Hosp Infect 54 (3) : 196-201, 2003

18) I2F00193　Kim DH et al : Institutional prescreening for detection and eradication of methicillin-resistant Staphylococcus aureus in patients undergoing elective orthopaedic surgery. J Bone Joint Surg Am 92 (9) : 1820-1826, 2010

19) IF00311　Garvin KL et al : Emerging multiresistant strains : recommended precautions in the emergency room and surgical setting. Instr Course Lect 49 : 605-614, 2000

20) I2F01876　Larkin SA et al : Preoperative decolonization of methicillin-resistant Staphylococcus aureus. Orthopedics 31 (1) : 37-41, 2008

21) I2H00116　Wakatake H et al : Positive clinical risk factors predict a high rate of methicillin-resistant Staphylococcus aureus colonization in emergency department patients. Am J Infect Control 40 (10) : 988-991, 2012

22) I2H00117　Torres K et al : Predictors of methicillin-resistant Staphylococcus aureus colonization at hospital admission. Am J Infect Control 41 (11) : 1043-1047, 2013

Clinical Question 2

周術期血糖コントロールにより，SSIのリスクが減少するか

要約

Grade B　糖尿病患者においては，周術期の高血糖がSSI発生に強く影響すると考えられており，術後の血糖値＜200mg/dLを目標に糖尿病を適切にコントロールすることで，SSIのリスクを減少させることができる．

背景・目的

従来から糖尿病患者においてSSI発生率が高いとされているが，周術期の高血糖によりどの程度リスクが高まるのか，どのような指標が参考となるかを過去の報告をもとに概説する．また，近年有用性が報告されつつあるインスリン持続静脈内投与によるSSI発生予防効果についても解説する．

解　説

脊椎手術における術前・術後の血糖値を含めた解析を行い，術後感染の危険因子を検討した報告がある．脊椎手術2,316例中46例（2.0％）の術後感染症例と感染をきたさなかった同時期の227例とを比較した．その結果，SSI発生の危険因子は糖尿病（OR 3.5, 95％ CI 1.2〜10.0），術前血糖125mg/dL以上または術後200mg/dL以上（OR 3.3, 95％ CI 1.4〜7.5）であった（I2F00660, **EV level 6**）[1]．

下肢人工関節手術における周術期の高血糖と術後感染率の関係を検討するため，術後感染例101例と非感染例1,847例を比較した．その結果，感染群では糖尿病合併例が有意に多く（22％ vs. 9％, $p<0.001$），周術期の血糖が有意に高かった．さらに術翌日朝の血糖値が200mg/dL以上であった場合，SSIのリスクは2倍となっていた（I2H00093, **EV level 6**）[2]．

一方，HbA1cを指標に感染症発症頻度を検討した報告もある．様々な整形外科手術を受けた糖尿病患者（術前1年以上の糖尿病治療歴あり）318例において，適切な術前血糖コントロールが得られていれば術後感染症（尿路感染症，SSI，下気道感染症，敗血症）が減少したかを検討した．その結果，HbA1c＜7.0％のグループと≧7.0％のグループを比較すると，全体では≧7.0％群で有意に感染症発症頻度が高かった．しかし，個別の感染症をみると，尿路感染においてはHbA1c≧7.0％群で有意に発症頻度が高かったが，SSIを含む他の感染症では有意差が認められなかった．全体の多変量解析においては，年齢（OR 1.03, 95％ CI 1.02〜1.08）とHbA1c（OR 2.51, 95％ CI 1.20〜2.89）の2つが有意な危険因子で，術前の血糖をHbA1c＜7.0％にコントロールすることは術後感染症のリスクを減少させると結論している（I2F00597, **EV level 6**）[3]．

整形外科領域では，周術期血糖コントロールの目標値について明確に示した報告は少なく，インスリン持続静脈内投与によるSSI発生予防効果に関しての報告

はみられないので，参考として心臓血管外科領域の報告を解説する．心臓血管外科手術1,000例を検討した報告では，術後74例でSSIが発生し，術前血糖値やHbA1cとSSI発生の間に有意な関連を認めなかった一方で，術後の高血糖（＞200mg/dL）が術後感染症発症と密接な関連を示していた（I2H00058，EV level 5）[4]．一方，SSI発生予防における術後血糖値，特に周術期3日間（術当日，1日目，2日目）の血糖コントロールの重要性とインスリン持続静脈内投与によるSSI発生予防効果を示した「Portland Diabetic Project」についての詳細な報告がある．糖尿病患者の心臓手術5,534例における周術期3日間の血糖値の平均（3-BG）とSSI（深部胸骨創部感染）発生率との関係を検討し，3-BG＞175mg/dLで有意なSSI発生率の増加が認められた．また，「Portland Protocol」に従ったインスリン持続静脈内投与を導入することで，SSI発生リスクを63％減少（OR 0.37, $p<0.002$）させるとともにHbA1cの影響も軽減したとしており，その有用性を報告している（I2H00081，EV level 5）[5]．

　従来から血糖コントロールの指標として血糖値とHbA1cが用いられることが多い．しかしながらHbA1cの改善には長期間を要すため，周術期の指標としては適切ではないと考えられる．したがって，周術期の指標として術後の血糖値＜200mg/dLを目標に血糖コントロールを行うことで，SSIのリスクを減少させることができると考えられる．

文献

1) I2F00660　Olsen MA et al：Risk factors for surgical site infection following orthopaedic spinal operations. J Bone Joint Surg Am 90 (1)：62-69, 2008
2) I2H00093　Mraovic B et al：Perioperative hyperglycemia and postoperative infection after lower limb arthroplasty. J Diabetes Sci Technol 5 (2)：412-418, 2011
3) I2F00597　Lamloum SM et al：Relationship between postoperative infectious complications and glycemic control for diabetic patients in an orthopedic hospital in Kuwait. Med Princ Pract 18 (6)：447-452, 2009
4) I2H00058　Latham R et al：The association of diabetes and glucose control with surgical-site infections among cardiothoracic surgery patients. Infect Control Hosp Epidemiol 22 (10)：607-612, 2001
5) I2H00081　Furnary AP et al：Eliminating the diabetic disadvantage：the Portland Diabetic Project. Semin Thorac Cardiovasc Surg 18 (4)：302-308, 2006

Clinical Question 3
術野の剃毛を行うことにより，SSIが減少するか

要　約	
Grade I	剃毛しないと骨関節SSIの発生頻度は高くなるという信頼できる基準の報告はない．
Grade D	むしろSSI対策としては，皮膚を損傷する可能性の高いカミソリによる剃毛は，行わないことが勧められている．

背景・目的

骨・関節感染症に関して，剃毛の有無・方法によるSSI発生率の違いがあるかを検討する．

解説

骨・関節に関して，剃毛の有無と骨関節術後感染症の発生率の差を明らかにした信頼できる基準の報告は多くはない．272例の人工関節患者での術後感染に対し，除毛しない群，毛抜きか除毛クリーム群および剃毛群のいずれも有意な危険因子とはならなかった（**IF00305**, **EV level 5**)[1]．また，55例の脊椎手術感染症のcase-control studyでは，剃毛の有無によるSSIのORに有意な差はなかった（**I2F00447**, **EV level 6**)[2]．日本整形外科学会学術研究プロジェクト調査においても人工関節手術・脊椎instrumentation手術ともに術前除毛の有無と方法の違いによる感染率に有意差を認めていなかった（**I2J00211**, **EV level 10**)[3]．骨関節術後感染症の発生頻度は高くなるという信頼できる基準の報告はない．逆に，104例の脊椎手術感染症のcase-control studyでは，カミソリによる剃毛のSSIのORは2.3と有意に高く（**I2F00622**, **EV level 6**)[4]，Maksimovicらの整形外科手術の63例のSSIのORでは2.24とほぼ同様の値であった（**I2F00616**, **EV level 5**)[5]．また同じ報告で，手術前数時間の剃毛ではORは1.02と有意な差はなかったが，12時間以上前にカミソリで剃毛すると2.77と有意に高い値となっており，皮膚を損傷する可能性の高いカミソリによる剃毛は，行わないことが勧められる．

骨関節手術以外の報告では，この領域のエビデンスレベルの高い論文がある．ここでも剃毛しないと骨関節SSIの発生頻度は高くなるという信頼できる基準の報告はなかった．剃毛と脱毛剤の比較で，SSIの頻度は剃毛群で5.6％，脱毛群で0.6％と剃毛群で有意に高かった（**IF01607**, **EV level 1**)[6]．また剃毛の時期別では，術直前が3.1％，術前24時間以内が7.1％，24時間を超えるものでは20％であり，前日以前の剃毛ではSSI発生率が非常に高かった（**IF01607**, **EV level 1**)[6]．心臓バイパス術患者で1,980例を対象としたSSIで，皮膚切開直前の徒手的剃毛と手術用クリッパーでは，前者で有意に（$p = 0.02$）SSI発生率が高かった（**IF01278**, **EV level 5**)[7]．

骨・関節感染症でも，SSI 発生率は他の外科での報告と相関するものと考えられる．剃毛は手技上必要であれば行うが，SSI を減少させるものではなく，皮膚を損傷する可能性の高いカミソリ剃毛はむしろ推奨しない．また剃毛を行う場合は，手術用クリッパーで術直前に行うことが安全である．

文献

1) IF00305　Kalmeijer MD et al：Nasal carriage of Staphylococcus aureus is a major risk factor for surgical-site infections in orthopedic surgery. Infect Control Hosp Epidemiol 21 (5)：319-323, 2000
2) I2F00447　Boston KM et al：Risk factors for spinal surgical site infection, Houston, Texas. Infect Control Hosp Epidemiol 30 (9)：884-889, 2009
3) I2J00211　正岡利紀ほか：整形外科術後感染の実態と予防対策―整形外科領域における術後感染の疫学―日本整形外科学会学術研究プロジェクト調査より．臨整外 44 (10)：975-980, 2009
4) I2F00622　Maragakis LL et al：Intraoperative fraction of inspired oxygen is a modifiable risk factor for surgical site infection after spinal surgery. Anesthesiology 110 (3)：556-562, 2009
5) I2F00616　Maksimovic J et al：Surgical site infections in orthopedic patients：prospective cohort study. Croat Med J 49 (1)：58-65, 2008
6) IF01607　Seropian R et al：Wound infections after preoperative depilatory versus razor preparation. Am J Surg 121 (3)：251-254, 1971
7) IF01278　Ko W et al：Effects of shaving methods and intraoperative irrigation on suppurative mediastinitis after bypass operations. Ann Thorac Surg 53 (2)：301-305, 1992

Clinical Question 4
術野の術直前ブラッシングはSSI発生予防に有用か

要 約	
Grade B	骨・関節感染症領域で，手術野の術直前のブラッシングは，足趾の爪郭(nail-fold)領域に限っては，検出細菌数を有意に下げる．
Grade I	他の部位では有用性を示した報告はない．

背景・目的

骨・関節感染症領域で，SSI対策にブラッシング自体の効果があるかを検討する．

解 説

骨・関節感染症領域で，手術野の術直前のブラッシングが，術中術野の細菌数減少やSSI発生率の減少に対し有用かを直接検討した信頼できる基準の報告には，爪郭(nail-fold)領域の報告(I2F01667，**EV level 5**)[1]がある．洗浄と消毒にポビドンヨードを用いたとき，スポンジを使用した場合に対し，ブラッシングは細菌数の有意な減少を認めている．同じ研究で足関節部では，ブラッシングは細菌検出率に影響を与えていないように，他の部位での有効性の報告はない．

ブラッシングの目的は巨視的な汚染や痂皮などを取り除くことであり，清潔が保たれている患者の皮膚をブラシで強くこすることは，上皮の感染防御機構を破綻させる可能性もある．手術野の術直前のブラッシングもこれらを考慮する必要がある．

文 献

1) I2F01667　Keblish DJ et al：Preoperative skin preparation of the foot and ankle：bristles and alcohol are better. J Bone Joint Surg Am **87**(5)：986-992, 2005

Clinical Question 5

骨関節手術において手術野に使用する消毒薬により SSI 発生率に差があるか

要約

Grade I ポビドンヨード，アルコール添加 0.5％クロルヘキシジン，グルコン酸クロルヘキシジンが骨・関節手術によく用いられているが，質の高いエビデンスレベルで骨・関節手術でそれらを比較し SSI 発生率に差があったという報告はない．

背景・目的

骨・関節感染症領域で，ポビドンヨード，アルコール配合剤，グルコン酸クロルヘキシジンの細菌検出率，SSI 発生率を比較検討する．

解説

現在日本で用いられる消毒薬は，ポビドンヨード，グルコン酸クロルヘキシジン，アルコール添加 0.5％クロルヘキシジンなどである．ポビドンヨードは，ヨウ素の持つ酸化作用による殺菌作用を持ち，残存効果は比較的少なく，作用発現には時間がかかる．アルコール配合剤は，蛋白変性による殺菌作用を持ち，強い殺菌力があり即効性であるが，残存効果はなく芽胞には抵抗性である．グルコン酸クロルヘキシジンは，細胞膜破壊による殺菌作用を持ち，残存効果が最も高いが，結核・真菌への殺菌力はやや弱く，作用発現に時間がかかる．

術中の皮膚細菌検出の報告では，細菌検出率の高い足趾領域の報告が多い．細菌検出率では，ポビドンヨード系が高い傾向にある．ポビドンヨード系消毒薬後の母趾爪部での培養では，ゲル単独あるいはスクラブと塗布の組合せで，細菌検出率はそれぞれ 76％，84％であった（**IF00003**, **EV level 4**)[1]．別の報告でも，ポビドンヨード消毒とそれに 70％アルコール消毒を追加しても，足趾部の細菌検出率はそれぞれ 35％，57％と陽性であった（**IF00042**, **EV level 5**)[2]．7.5％ポビドンヨードで洗浄したあとに 10％ポビドンヨードの塗布と 4.5％グルコン酸クロルヘキシジンで洗浄したあとに 70％イソプロピルアルコールを塗布した比較では，足趾の細菌検出率は後者が有意に低かった（**I2F01597**, **EV level 2**)[3]．また，74％イソプロピルアルコール添加 0.7％ヨード，3.0％クロロキシレノールおよび 70％イソプロピルアルコール添加 2％グルコン酸クロルヘキシジンの比較では，足趾間の培養陽性率でそれぞれ 98％，45％および 23％で，2％グルコン酸クロルヘキシジン添加 70％イソプロピルアルコールが最も効果があった（**I2F01914**, **EV level 2**)[4]．

各消毒薬間の比較では，さらにいくつかの報告がある．肩関節で術前の消毒を 70％イソプロピルアルコール添加 2％グルコン酸クロルヘキシジン，74％イソプロピルアルコール添加 0.7％ヨードおよびポビドンヨード洗浄と塗布を使用し，培養陽性率をみたところ，それぞれ 7％，19％および 31％でポビドンヨードが最も高

かった (I2F01712, **EV level 2**)⁵⁾．また，人工関節患者の摘出前十字靱帯を床に落としたあと，消毒薬に90秒漬けて細菌検出率を調べる実験がある．この細菌検出率では，対照群58%，10%ポビドンヨード群24%，4%グルコン酸クロルヘキシジンが2%で，両消毒薬間を比較し，グルコン酸クロルヘキシジンの細菌検出率は有意に低かった (IF00273 **level 5**)⁶⁾．グルコン酸クロルヘキシジンは，局所での残有濃度が高いほど抗菌力が持続することが知られている (IF01393, **EV level 4**)⁷⁾．

血管カテーテル消毒の分野では，2%クロルヘキシジン水溶液が70%アルコールや10%ポビドンヨードより有意に感染率を低下させた (I2H00120, **EV level 2**)⁸⁾ことと，アルコール添加0.5%クロルヘキシジンと10%ポビドンヨードでは感染率に差がなかった (I2H00121, **EV level 2**)⁹⁾ことから，CDCの血管カテーテル関連感染予防のためのガイドライン (I2H00125, **EV level 11**)¹⁰⁾では，血管カテーテル部の消毒では，0.5%を超えるグルコン酸クロルヘキシジンによる消毒が感染率を有意に低下させると推奨しており，日本でもアルコール添加1%クロルヘキシジン消毒薬が血管カテーテル領域で使用され始めている．

文 献

1) **IF00003**　Ostrander RV et al：Bacterial skin contamination after surgical preparation in foot and ankle surgery. Clin Orthop Relat Res (406)：246-252, 2003

2) **IF00042**　Hort KR et al：Residual bacterial contamination after surgical preparation of the foot or ankle with or without alcohol. Foot Ankle Int 23 (10)：946-948, 2002

3) **I2F01597**　Bibbo C et al：Chlorhexidine provides superior skin decontamination in foot and ankle surgery：a prospective randomized study. Clin Orthop Relat Res 438：204-208, 2005

4) **I2F01914**　Ostrander RV et al：Efficacy of surgical preparation solutions in foot and ankle surgery. J Bone Joint Surg Am 87 (5)：980-985, 2005

5) **I2F01712**　Saltzman MD et al：Efficacy of surgical preparation solutions in shoulder surgery. J Bone Joint Surg Am 91 (8)：1949-1953, 2009

6) **IF00273**　Molina ME et al：Contaminated anterior cruciate ligament grafts：the efficacy of 3 sterilization agents. Arthroscopy 16 (4)：373-378, 2000

7) **IF01393**　Dahl J et al：Effect of chlorhexidine scrub on postoperative bacterial counts. Am J Surg 159 (5)：486-488, 1990

8) **I2H00120**　Maki DG et al：Prospective randomised trial of povidone-iodine, alcohol, and chlorhexidine for prevention of infection associated with central venous and arterial catheters. Lancet 338 (8763)：339-343, 1991

9) **I2H00121**　Humar A et al：Prospective randomized trial of 10% povidone-iodine versus 0.5% tincture of chlorhexidine as cutaneous antisepsis for prevention of central venous catheter infection. Clin Infect Dis 31 (4)：1001-1007, 2000

10) **I2H00125**　O'Grady NP et al：Guidelines for the prevention of intravascular catheter-related infections. Clin Infect Dis 52 (9)：e162-e193, 2011

Clinical Question 6

術中のドレープ使用はSSIのリスク減少に有用か

要　約	
Grade I	ポビドンヨード非含有ドレープでSSIのリスクが減少するというエビデンスはない．
Grade C	ポビドンヨード含有ドレープではSSIのリスクが減少する可能性がある．

背景・目的

各種ドレープの有効性を検討する．

解説

この分野での信頼性の高い報告は少なく，いくつかの報告が散見されるのみである．より信頼できるデータは今後の大規模研究を待つ必要がある．

大腿骨頚部骨折手術症例に対するポビドンヨード非含有ドレープ使用群と非使用群での比較では，SSI発生率に差がなく，術後創部周囲の培養においても使用群55例中4例，非使用群55例中1例と，SSI発生予防効果がみられなかった（**IF01169**, **EV level 5**）[1]．

ポビドンヨード含有ドレープの使用によるSSI発生予防効果については報告により結論が異なっているものの，その使用によりSSI発生が減少する可能性がある．人工関節置換術649例の報告は対照群のない研究であり，ドレープのSSI発生予防に対する影響は明らかとはいえないものの，SSI発生率は0.46％と低率であるとして有効性を示唆している（**IF01438**, **EV level 6**）[2]．一方，人工関節（股関節，膝関節）を行った症例において，通常のサージカルドレープ群（159例）とポビドンヨード含有ドレープ群（184例）のSSI発生率を比較検討し，通常ドレープ群の感染率は3.14％（159例中5例）であったのに対しポビドンヨード含有ドレープ群では0％（184例中0例）と有意に低く，ポビドンヨード含有ドレープは人工関節手術の感染防止に非常に有用と報告されている（**I2H00080**, **EV level 6**）[3]．

参考としてプラスチックドレープ（ポビドンヨード含有，非含有）の使用とSSI発生予防についてのWebsterらのCochrane Reviewについて概説する．ポビドンヨード非含有ドレープを用いた群はドレープを用いなかった群と比較し有意に多くのSSIが発生していた（RR 1.23, 95％ CI 1.02～1.48, $p = 0.03$）．一方，ポビドンヨード含有ドレープ使用群と非使用群の比較では，有意差が認められなかった（RR 1.03, 95％ CI 0.064～1.66, $p = 0.89$）（**I2H00092**, **EV level 1**）[4]．

このように，術式および論文により結論に差はあるものの，ポビドンヨード含有ドレープの使用によりSSIのリスクが減少する可能性がある．

文 献

1) **IF01169** Chiu KY et al：Plastic adhesive drapes and wound infection after hip fracture surgery. Aust N Z J Surg **63**(10)：798-801, 1993
2) **IF01438** Ritter MA et al：Retrospective evaluation of an iodophor-incorporated antimicrobial plastic adhesive wound drape. Clin Orthop Relat Res (228)：307-308, 1988
3) **I2H00080** 小谷博信ほか：人工関節手術の感染予防のためのポビドンヨード含有サージカルドレープの有用性—手術部位感染サーベイランスによる検討. 整形外科 **51**(10)：1275-1279, 2000
4) **I2H00092** Webster J et al：Use of plastic adhesive drapes during surgery for preventing surgical site infection. Cochrane Database Syst Rev (1)：CD006353, 2013

Clinical Question 7　SSIを予防するためには，創閉鎖にどのような縫合糸を使用すべきか

要約

Grade B	外科領域の報告を中心に検討した参考Q&Aであるが，創閉鎖において，非吸収糸に比べ吸収糸を使用することにより術後SSIの発生減少が期待できる．
Grade C	また，抗菌縫合糸の使用によりSSIの発生を減少させる可能性がある．

背景・目的

切開創の閉鎖には，様々な縫合糸が使用されるが，SSIの発生を予防するためにはどのような縫合糸を使用すべきかを検討する．

解説

骨・関節手術において，創閉鎖に使用する縫合糸とSSIの発生を関連づける報告は少ないが，他の診療領域における報告は多く，吸収糸の使用が一般的になっている．臨床のエビデンスとしては，1977年に外傷患者1,000例を対象としたRCTでは，創閉鎖に吸収糸を使用した群の膿を伴ったSSI発生率1.3%，絹糸を使用した群4.4%と絹糸群のSSI発生率が有意に高率であると報告している（**I2H00101，EV level 2**）[1]．また，1987年に腹部正中切開手術757例を対象としたRCTでは，創閉鎖にポリジオキサン（モノフィラメント吸収糸）を使用した群のSSI発生率3.5%，ポリプロピレン（モノフィラメント非吸収糸）を使用した群7.0%とモノフィラメント非吸収糸群のSSI発生率が有意に高率であると報告している（**I2H00102，EV level 2**）[2]．さらに，腹部手術を対象とした縫合糸・縫合方法と術後合併症に関するmeta-analysisが複数報告されており，腹部手術5,718例のmeta-analysisでは，非吸収糸に比べ吸収糸を使用することで縫合糸膿瘍発生リスク（RR 0.52）低減につながると報告している（**I2H00103，EV level 1**）[3]．腹部手術6,566例のmeta-analysisにおいても非吸収糸に比べ，吸収糸の使用により縫合糸膿瘍の発生低減につながると示唆している（**I2H00104，EV level 1**）[4]．外科領域の報告を中心に検討した参考Q&Aであるが，創閉鎖において，非吸収糸に比べ吸収糸を使用することによりSSIの発生減少が期待できる．

縫合糸にはモノフィラメントと編み糸の2種あるが，1995年に腹部ハイリスク患者に対する筋膜閉鎖204例を対象としたRCTでは，モノフィラメント吸収糸を使用した群のSSI発生率7%，編み糸吸収糸を使用した群16%と編み糸吸収糸群のSSI発生率が有意に高率であると報告している（**I2H00105，EV level 2**）[5]．また，吸収糸に対する菌付着に関する研究では，モノフィラメント吸収糸において菌付着量が最も少なかったと報告している（**I2H00106，EV level 11**）[6]．しかしながら，大規模な臨床試験のエビデンスは少なく，今後の検討課題と考える．

近年発売された抗菌縫合糸に関して，SSIとの関連性を報告するmeta-analysisが複数報告されている．抗菌縫合糸と非抗菌縫合糸を比較した7編のRCTを対象としたmeta-analysisでは，抗菌縫合糸の使用による有意なSSI発生予防効果はないと報告された（**I2H00026**, **EV level 1**）[7]．また，同様な比較をした17編のRCTを対象としたmeta-analysisでは，抗菌縫合糸の有意なSSI発生予防効果が示され（RR 0.70），さらに，手術創の汚染度に関するサブ解析では，整形外科手術に相当する清潔手術において抗菌縫合糸のSSI発生予防効果（RR 0.73）を示唆した（**I2H00027**, **EV level 1**）[8]．日本からは，脊椎手術405例を対象に抗菌縫合糸群とコントロール群でSSI発生率を比較した後向き試験が報告されており，抗菌縫合糸群のSSI発生率0.5%，コントロール群3.9%と抗菌縫合糸群で有意にSSI発生率および在院期間の改善が期待できることが示唆されている（**I2H00107**, **EV level 6**）[9]．今後，整形外科領域における抗菌縫合糸の更なるエビデンスが蓄積され，その効果が検証されることが望まれる．

文 献

1) I2H00101　Adams IW et al：A comparative trial of polyglycolic acid and silk as suture materials for accidental wounds. Lancet 2（8050）：1216-1217, 1977

2) I2H00102　Krukowski ZH et al：Polydioxanone or polypropylene for closure of midline abdominal incisions：a prospective comparative clinical trial. Br J Surg 74（9）：828-830, 1987

3) I2H00103　Rucinski J et al：Closure of the abdominal midline fascia：meta-analysis delineates the optimal technique. Am Surg 67（5）：421-426, 2001

4) I2H00104　van't Riet M et al：Meta-analysis of techniques for closure of midline abdominal incisions. Br J Surg 89（11）：1350-1356, 2002

5) I2H00105　Osther PJ et al：Randomized comparison of polyglycolic acid and polyglyconate sutures for abdominal fascial closure after laparotomy in patients with suspected impaired wound healing. Br J Surg 82（8）：1080-1082, 1995

6) I2H00106　Chu CC et al：Effects of physical configuration and chemical structure of suture materials on bacterial adhesion：a possible link to wound infection. Am J Surg 147（2）：197-204, 1984

7) I2H00026　Chang WK et al：Triclosan-impregnated sutures to decrease surgical site infections：systematic review and meta-analysis of randomized trials. Ann Surg 255（5）：854-859, 2012

8) I2H00027　Wang ZX et al：Systematic review and meta-analysis of triclosan-coated sutures for the prevention of surgical-site infection. Br J Surg 100（4）：465-473, 2013

9) I2H00107　Ueno M et al：Triclosan-coated sutures reduce wound infections after spinal surgery：a retrospective, nonrandomized, clinical study. Spine J 2013 pii：S1529-9430(13)00721-3

2.2. 術者に対する管理・対策

Clinical Question 8 SSI発生予防に対する術者の必要な手洗い方法は

要約

Grade I SSI発生予防での術者の手洗いについての信頼できる基準の報告はない．

背景・目的

整形外科領域の至適な手洗い方法を検討する．

解説

術者の手の消毒法には，洗浄法が広く用いられている．洗浄方法には，ブラシを用いる方法，スポンジを用いる方法，もみ洗い法などがある．それ以外にも擦式消毒（ラビング法），浸漬消毒，清拭消毒などがある．整形外科領域をはじめ，他の外科領域を含め，術者の手指消毒方法によりSSIに有意な差が出たという信頼できる基準の報告はない．多くの研究は，術者の手の消毒後の細菌検出率によって優劣が評価されており，これは消毒薬により大きく影響を受ける．

手指消毒では古くより10分間のブラッシングは細菌減少に有用とされてきた．しかし，3分のブラッシングでも有効な細菌減少をみており（**I2H00122**, **EV level 4**）[1]，ブラッシング時間は早まる傾向にある．また，ブラッシングにより手指の皮膚損傷を起こし細菌数を増加させることも指摘されている（**I2H00123**, **EV level 4**）[2]ため，スポンジやスポンジ付きブラシを用いる施設も多い．さらにアルコール製品を擦式消毒するのみでもブラシやスポンジ使用と同等の効果があることを指摘する報告がある．4％クロルヘキシジンのスポンジブラシによる洗浄と61％アルコール添加1％クロルヘキシジンの洗浄なし擦式消毒のみの比較で，擦式消毒のほうが長時間の経過まで有意な細菌検出率の低下をみたとの報告がある（**I2H00124**, **EV level 2**）[3]．しかし，これはクロルヘキシジンの残留効果の有用性を示しているものであって，洗浄による効果を否定するものではない．

手洗い水では，長らく手術時の手指洗浄時に日本では滅菌水が用いられてきたが，欧米諸国では水道水を用いていた．日本の水道水での細菌培養では細菌を認めず，手術時の滅菌水と水道水での細菌数に差はなかった（**I2H00086**, **EV level 4**）[4]ことから，水道水で十分であり，あえて滅菌水を使用する必要がないとされている．

文献

1) **I2H00122** Wheelock SM et al：Effect of surgical hand scrub time on subsequent bacterial growth. AORN J **65**（6）：1087-1092, 1094-1098, 1997

2) I2H00123　Kikuchi-Numagami K et al：Irritancy of scrubbing up for surgery with or without a brush. Acta Derm Venereol **79**（3）：230-232, 1999
3) I2H00124　Mulberrry G et al：Evaluation of a waterless, scrubless chlorhexidine gluconate/ethanol surgical scrub for antimicrobial efficacy. Am J Infect Control **29**（6）：377-382, 2001
4) I2H00086　藤井　昭ほか：手術時手洗いにおける滅菌水と水道水の効果の比較. 日手術医会誌 **23**（1）：2-9, 2002

Clinical Question 9

人工関節置換手術などの骨関節外科において，
a. 不織布製のガウンは綿製のガウンよりSSIを減少させるか
b. 閉鎖性のガウン，全身排気スーツ (body-exhaust suits)，手術用ヘルメット (Steri-Shield filtered exhaust helmet) などの使用でSSIが減少するか

要 約

Grade B Grade I	素材としては不織布性素材は綿素材よりSSIを減少させる可能性がある．形状や機能では，閉鎖性のガウンや，全身排気スーツは従来型のガウンより落下細菌数は減少するがSSIに関しては明らかではない．手術用ヘルメットによるSSI減少効果を示す明確なエビデンスはないので注意が必要である．

背景・目的

手術時服装のSSIに及ぼす影響を，素材，形体，機能につき検討する．

解 説

術者の服装と術後感染症の関係に関する報告は少ないが，毛髪，術者の呼気，露出した皮膚などが落下細菌に影響する．

術衣の素材と形状に関しては，いくつかの報告がされている．人工股関節置換術50例を，全スタッフが従来の綿製術衣を着用した群25例と，全スタッフが不織布製カバーロール型術衣を着用した群25例に分け行われた研究では，不織布製カバーロール型術衣使用群で空気中および手術創内の細菌数が有意に少なく，不織布製カバーロール型術衣により，空気と手術創の細菌汚染を低減できると報告されている (**IF01405**, **EV level 4**)[1]．人工膝関節手術を，通常のコットン製手術着と通気性のない閉鎖性の手術着に分けて検討した結果，閉鎖性の手術着を使用するとより汚染が少なかったとの報告もある (**IF00918**, **EV level 4**)[2]．コットン製の布などでは湿潤環境で細菌の浸透を防げない (**IF00073**, **EV level 9**)[3] などの報告もあり，人工関節置換術では綿製の素材のガウンなどによりSSIが上昇する可能性があると考えられる．

特殊機能のある術衣としては，全身排気スーツや手術用ヘルメットなどが現在のところ実用化されている．人工関節手術における研究で，術者が通常の術衣を使用する群に対し，全身排気スーツを使用する群で感染率が減少し，ultra clean air system，全身排気スーツ，抗菌薬の予防投与の3者を併用することにより，感染率は0.2%に減少したとの報告がある (**IF01492**, **EV level 2**)[4]．また，人工関節でディスポーザブルの不織布のガウンは，全身排気スーツのガウンより落下細菌が多い

という報告もあり（**IF01403**, **EV level 5**）[5]，全身排気スーツでSSIが減少する可能性がある．しかし，最近の大規模な多施設間での報告で，人工膝関節手術における全身排気スーツのSSIのリスク比は0.75（95% CI 0.34～1.62）とコストに見合うものではなかったことを指摘している（**I2F01051**, **EV level 6**）[6]．日本整形外科学会学術研究プロジェクト調査においては人工関節手術では密閉式術衣着用「あり」「なし」で感染率に有意差を認めていなかったが，脊椎instrumentation手術では密閉式術衣着用ありで9.5%，なしで3.4%（$p = 0.0156$）と有意に密閉式術衣着用群で感染率が高かった（**I2J00211**, **EV level 10**）[7]と報告されている．さらに人工股関節および人工膝関節手術におけるSSIは全身排気スーツを着用していた群が有意にSSI発生率が高かったと報告されており（**I2F00162**, **EV level 6**）[8]，その原因のひとつとして，ヘルメットにより周囲への注意力制限や手袋へのコンタミネーションの見落としなどが起こりやすくなることをあげている．ただし，これらの研究は，スーツの種類によっての検討はなされていない．全身排気スーツにより落下細菌の数が減ることは明らかであるが，SSIにはその他いろいろな因子が作用することを念頭に置く必要がある．

　手術用ヘルメットに関する信頼に足るデータは現在のところ少ない．すべてのスタッフがSteri-Shield filtered exhaust helmetを装着するhelmet群と従来のフードとマスクを使用するmask群の2群に分け人工関節置換術を行い，落下細菌をサンプリングした結果，統計学的有意差はないもののhelmet群のほうが多い結果となったと報告され（**IF00856**, **EV level 5**）[9]，手術用滅菌ヘルメットのSSI減少効果に関しては今のところ十分な根拠は少ない．

文　献

1) **IF01405**　Blomgren G et al：Reduction of contamination at total hip replacement by special working clothes. J Bone Joint Surg Br **72**（6）：985-987, 1990

2) **IF00918**　Ahl T et al：Air contamination during hip and knee arthroplasties：horizontal laminar flow randomized vs. conventional ventilation. Acta Orthop Scand **66**（1）：17-20, 1995

3) **IF00073**　Blom AW et al：Bacterial strike-through of re-usable surgical drapes：the effect of different wetting agents. J Hosp Infect **52**（1）：52-55, 2002

4) **IF01492**　Lidwell OM：Clean air at operation and subsequent sepsis in the joint. Clin Orthop Relat Res（211）：91-102, 1986

5) **IF01403**　Sanzen L et al：Air contamination during total hip arthroplasty in an ultra-clean air enclosure using different types of staff clothing. J Arthroplasty **5**（2）：127-130, 1990

6) **I2F01051**　Miner AL et al：Deep infection after total knee replacement：impact of laminar airflow systems and body exhaust suits in the modern operating room. Infect Control Hosp Epidemiol **28**（2）：222-226, 2007

7) **I2J00211**　正岡利紀ほか：整形外科術後感染の実態と予防対策―整形外科領域における術後感染の疫学―日本整形外科学会学術研究プロジェクト調査より．臨整外 **44**（10）：975-980, 2009

8) **I2F00162**　Hooper GJ et al：Does the use of laminar flow and space suits reduce early deep infection after total hip and knee replacement?：the ten-year results of the New Zealand Joint Registry. J Bone Joint Surg Br **93**（1）：85-90, 2011

9) **IF00856**　　Shaw JA et al：Efficacy of the Steri-Shield filtered exhaust helmet in limiting bacterial counts in the operating room during total joint arthroplasty. J Arthroplasty 11 (4)：469-473, 1996

Clinical Question 10
人工関節置換術などの骨関節外科手術では手術用手袋を二枚重ねで使用することによりSSIが減少するか

要 約

Grade I Grade B	手術用手袋を二重にすることによるSSIの減少は明らかでない. 二重にすることにより内側の手袋の穿孔率が減少する.手袋の穿孔は,人工膝,股関節のSSIの危険性が増加させる.

背景・目的

手術用手袋を二重にした場合の感染予防効果について概説する.

解 説

人工膝・股関節の遅発性感染の危険因子の前向き研究で,人工股関節において手袋の穿孔が統計学的危険因子として指摘されている(IF01266, EV level 5)[1].

また,手袋の穿破に関しては詳細なデータがある.ラテックスグローブを二重にした場合と一重の場合では,最外側のグローブの穿孔に差はなく,最内側のグローブの穿孔は有意に二重グローブが少ない.また,外側に布製のグローブをしたほうがより穿孔が少ないことが報告されている(IF00034, EV level 3)[2].別の報告では人工関節時のグローブの穿孔率は25%に及び,特に非利き手母指,示指に多いとされ,さらに,二重にしたグローブの両方が破れていてもそのうち20%のみが術中に自覚できたと報告されている(IF01227, EV level 6)[3].小児整形外科領域でも14%に手袋の穿孔が発生し,術中に確認できたものは,そのうち7%であり,特に脊椎外科での穿孔が多いと報告されている(IF01381, EV level 6)[4].整形外科手術後に二重手袋の外側手袋表面と内側手袋表面では,細菌非検出率は前者が78%,後者が17%と術者側からの汚染を防いでいた(I2J00414, EV level 4)[5].しかし,日本整形外科学会学術研究プロジェクト調査において,人工関節手術・脊椎instrumentation手術ともに手袋を二重にしたかどうかの違いによる感染率に有意差を認めていない(I2J00211, EV level 10)[6]ように,手術用手袋の穿孔が直接的にSSIを引き起こすというエビデンスは少ない.ただし,手袋穿孔による感染症誘発の潜在的危険性と術者への感染の伝播と2つの危険性を考えると,少なくとも生体内材料を用いる人工関節手術や感染に対するハイリスク患者,脊椎手術(IF01136, EV level 5)[7]など,あるいは感染症を有する患者などでは手袋を二重にすることが推奨される.

文 献

1) **IF01266** Wymenga AB et al : Perioperative factors associated with septic arthritis after arthroplasty : prospective multicenter study of 362 knee and 2,651 hip operations. Acta Orthop Scand 63(6) : 665-671, 1992

2) **IF00034** Tanner J et al：Double gloving to reduce surgical cross-infection. Cochrane Database Syst Rev（3）：CD003087, 2002
3) **IF01227** Chiu KY et al：The use of double latex gloves during hip fracture operations. J Orthop Trauma 7（4）：354-356, 1993
4) **IF01381** Maffulli N et al：Glove perforation in pediatric orthopaedic surgery. J Pediatr Orthop 11（1）：25-27, 1991
5) **I2J00414** 小林和克：整形外科における手術汚染のサーベイランス．日手術医会誌 26（3）：254-256, 2005
6) **I2J00211** 正岡利紀ほか：整形外科術後感染の実態と予防対策—整形外科領域における術後感染の疫学—日本整形外科学会学術研究プロジェクト調査より．臨整外 44（10）：975-980, 2009
7) **IF01136** Savitz SI et al：Investigations of the bacteriologic factors in cervical disk surgery. Mt Sinai J Med 61（3）：272-275, 1994

2.3. 手術室の管理・対策

Clinical Question 11
人工関節手術でバイオクリーンルームを使用することでSSIが減少するか

要約

Grade I バイオクリーンルームの使用によるSSIの減少は明らかでない．

背景・目的

無菌的手術野を得るための設備を検討する．

解説

人工関節手術後の深部SSI発生率と手術室を空気汚染する細菌個数が相関する（**IF01492**, **EV level 2**)[1]ことから，手術室の落下細菌は術後感染症の原因のひとつである．手術室の設備は各施設により様々なため，1施設において大規模な研究を行うことは困難である．さらに落下細菌の数は，手術室の空調のみならず，術者のガウン，マスク，帽子，またその配置で大きく影響されることから，感染防止には，設備のみの単一の要因よりも多様な対策が必要なことはいうまでもない．たとえば，手術室の空気の汚染は室内の人員数に影響され，手術中の人の往来を最小限にすることが重要である．

バイオクリーンルームには，水平層流式と垂直層流式があるが，現在は垂直層流式が主流となっている．手術室のドアを開放時と閉鎖時の汚染は有意に閉鎖時に汚染が少なく，層流にすると創，テーブルの汚染が92％減少し，特に水平層流時に細菌数が減少したと報告されている（**IF00414**, **EV level 6**)[2]．人工関節を行う手術室の空調に関しては，水平層状流設備のある手術室と，通常の換気システムの手術室では，前者で創付近での落下細菌数が減少し，さらに閉鎖性の手術着でさらに減少すると報告されている（**IF00918**, **EV level 4**)[3]．また，バイオクリーンルームの使用により落下細菌数は減少したと報告されている（**IF01540**, **EV level 5**)[4]．感染率の調査では，日本整形外科学会学術研究プロジェクト調査においては人工関節手術・脊椎instrumentation手術ともにクリーンルームの使用の有無による感染率に有意差を認めていなかった（**I2J00211**, **EV level 10**)[5]．8,000例の人工股関節および膝関節置換術の調査で，バイオクリーンルームの使用により，これを使用せず抗生物質を使用しなかった群の感染率3.4％に比し，1.7％まで感染率が抑えられ，全身排気スーツを併用すると0.85％，さらに抗菌薬の併用で0.2％に下がると報告されている（**IF01492**, **EV level 2**)[1]．しかし，この超清浄空気設備を用いても超清浄空気と術野の間に術者が介在すると細菌の混入は27倍になり（**IF01208**, **EV level 9**)[6]，全身排気スーツなどの必要性が示唆されている．水平層

流設備は感染率を減少させるが，誤った位置に術者が配置されると，逆に感染率を高める要因となる(**IF01586, EV level 5**)[7]などの報告もある．最近の大規模な多施設間での報告でも，人工膝関節手術における層流設備のSSIのリスク比は1.57(95% CI 0.75〜3.31)と高く(**I2F01051, EV level 6**)[8]，人工股関節および人工膝関節手術において，層流設備を使用していた群が有意にSSI発生率が高かったと報告されている(**I2F00162, EV level 6**)[9]．

手術室の環境に関しては，超清浄空気は落下細菌の減少に対する効果はあり，落下細菌の減少はSSI発生率低下に結びつく可能性は高いが，層流設備は術野周囲の環境により，SSI発生については逆効果になる場合もあることを念頭に置く必要がある．

文献

1) **IF01492** Lidwell OM：Clean air at operation and subsequent sepsis in the joint. Clin Orthop Relat Res (211)：91-102, 1986

2) **IF00414** Ritter MA：Operating room environment. Clin Orthop Relat Res (369)：103-109, 1999

3) **IF00918** Ahl T et al：Air contamination during hip and knee arthroplasties：horizontal laminar flow randomized vs. conventional ventilation. Acta Orthop Scand 66 (1)：17-20, 1995

4) **IF01540** Bergman BR et al：Patient draping and staff clothing in the operating theatre：a microbiological study. Scand J Infect Dis 17 (4)：421-426, 1985

5) **I2J00211** 正岡利紀ほか：整形外科術後感染の実態と予防対策―整形外科領域における術後感染の疫学―日本整形外科学会学術研究プロジェクト調査より．臨整外 44 (10)：975-980, 2009

6) **IF01208** Taylor GJ et al：Infection and interposition between ultraclean air source and wound. J Bone Joint Surg Br 75 (3)：503-504, 1993

7) **IF01586** Salvati EA et al：Infection rates after 3175 total hip and total knee replacements performed with and without a horizontal unidirectional filtered airflow system. J Bone Joint Surg Am 64 (4)：525-535, 1982

8) **I2F01051** Miner AL et al：Deep infection after total knee replacement：impact of laminar airflow systems and body exhaust suits in the modern operating room. Infect Control Hosp Epidemiol 28 (2)：222-226, 2007

9) **I2F00162** Hooper GJ et al：Does the use of laminar flow and space suits reduce early deep infection after total hip and knee replacement?：the ten-year results of the New Zealand Joint Registry. J Bone Joint Surg Br 93 (1)：85-90, 2011

Clinical Question 12　手術室入室時の履物の変更は必要か

要　約

Grade I	手術室におけるスリッパの履き替え，靴カバーの使用といった入室時の履物の変更とSSI発生率との関係についてのエビデンスは存在しない．しかしながら，清潔手術創がほとんどを占める整形外科手術においては外履きシューズの使用と感染率増加の関連を示唆する報告があり，外履きシューズの導入には注意が必要である．履物の変更を中止するにあたっては手術室内の環境整備やスタッフ教育を十分に行う必要がある．
Grade B	術者や環境の血液・体液汚染を予防する目的で靴カバーの使用は推奨される．

背景・目的

　日本の病院では，従来手術室や集中治療室といった特別な区域においてスリッパの履き替えを行ってきた．近年各種ガイドラインの記載を踏まえ，スリッパの履き替えや靴カバーの使用について学会や院内感染対策の成書で多くの議論がなされ，手術室入室時の履物の変更を中止する施設も徐々に増加しつつある．手術室における履物の運用とSSI発生予防との関係について文献的に考察する．

解　説

1　履物の変更によりSSIは減少するか

　履物の変更や靴カバーの使用とSSI発生率との直接的な関連を明らかにした報告はみられない．微生物研究室内で3種類の履物（靴カバー，研究室内専用シューズ，院内履き）を調査期間の指定された日に使用して床の汚染状況を調査し，履物の違いで汚染に差はなかったとする報告がある．しかし，この実験は手術室での調査ではなく，外履きを含めて検討していないことにも疑問が残る（**I2H00004，EV level 10**）[1]．また，外部からの入室者および患者搬送看護師の靴カバー使用の有無で手術室床面の細菌数を比較した報告では，靴カバーの使用で一般的な手術室の床の細菌数は減少せず靴カバーは推奨されないと結論している．ところが，この調査では手術室スタッフおよび術者は手術室専用の靴を使用しており，人工関節などの清潔手術は除外されている．また，SSI発生率についての言及もみられない（**I2H00001，EV level 10**）[2]．そのほかに日帰り手術ユニットでは靴カバーは必要ないと結論している論文も存在するが，ユニット内では使用していないものの手術室内では専用の靴を使用しており，靴カバーが必要ないとする根拠となるデータ（SSI発生率を含む）も記載されていない（**I2H00002，EV level 11**）[3]．

一方,屋外用の靴,手術室用の靴(業務開始時,終了時)の汚染状況を比較した調査では,屋外用の靴では98%で菌が検出されたのに対し,手術室用の靴では業務開始時に68%,業務終了時に56%で検出されたという報告がある.特にcoagulase negative *Staphylococci* (CNS) の検出が多かったので,SSIのリスクを低下させるために手術室専用靴の使用が推奨されているが,SSI発生率との関係は調査されていない (I2F01996, **EV level 1O**) [4)].

日本整形外科学会学術研究プロジェクト調査・人工関節置換術後および脊椎instrumentation術後感染症例の実態調査において,手術室で使用されたシューズの違いによる感染率が検討されている.人工関節置換術における感染率は外履き用一般シューズ0.9%,手術室専用シューズ(サンダル)1.3%で有意差を認めなかったのに対し,脊椎instrumentation手術のそれにおいては,外履き用一般シューズ11.1%,手術室専用シューズ(サンダル)3.7%であり,外履き用一般シューズ使用での感染率が有意に高かった ($p = 0.0422$) (I2H00085, **EV level 1O**) [5)].

2 実際に履物変更を中止するにあたっての問題点

近年,病院感染対策ガイドライン改訂版 (I2R00004, **EV level 11**) [6)] における記載を踏まえ,手術室入室時の履物変更を中止する施設が徐々に増加してきている.そのような施設においてSSIが増加したとする報告はみられないものの,運用にあたっての問題点も指摘されている.①床は汚染されているという認識がスタッフのなかで低いこと,②各種ガスや電源が壁面にある場合のコード類が床を這うという設備上の問題点,③スタッフの靴の汚染により環境への血液・体液汚染を広げる可能性があること,などがあげられている.それらに対し,「処置台を増設し床での作業をなくす」,「床面のコード類を扱う場合は手袋を使用する」,「床面での作業を行った後はゲル状擦式消毒用アルコールを使用する」,「血液汚染が予測される場合はシューカバーを装着する」などの対策が考えられ,それらを含むスタッフへの意識づけの徹底やマニュアルの作成が推奨されている [(I2R00002, **EV level 11**) [7)], (I2J00536, **EV level 11**) [8)]].

一方,手術室においては室内の空気清浄度に留意が必要である.手術室の設置にあたっては,天井面に設置されたフィルタを通した清浄な空気が清潔野に流れたのちに,手術台より低く設置した吸込口から排気されることが求められている (I2R00007, **EV level 11**) [9)].特に人工関節や脊椎instrument手術においては,術野の清潔を保つため垂直層流方式によるバイオクリーンルームの使用が望ましいとされている (I2J00537, **EV level 11**) [10)].手術室ではこのような空調設備を適切に整備し,歩行や清掃により床面から舞い上がる微粒子を捕捉し術野の清潔を確保することが重要である.手術室入室時の履物交換の中止により微粒子の拡散が増加することが懸念され,エビデンスはないものの清潔手術創でインプラントを多用する整形外科手術においてはSSI発生率の増加が危惧される.設備設計と空調運転が適切に行われていることを前提として,履物交換の中止を検討する必要がある.

3 靴カバー使用の目的

病院感染対策ガイドライン改訂版 (I2R00004, **EV level 11**) [6)] においては,手術室における靴カバーの使用や入室時の履物変更による感染防止効果は証明されてい

ないと記載されている.同ガイドラインおよび他の報告においても,靴カバーの使用については術者自身への血液・体液汚染防止の目的で推奨されている(**I2J00537, EV level II**)[10]).

このように,手術室におけるスリッパの履き替え,靴カバーの使用といった履物の変更とSSI発生率との関連を示すエビデンスは存在しない.しかしながら,整形外科清潔手術におけるSSI発生率の増加を防止するため,手術室入室時の履物変更中止を検討する際には,手術室環境に留意し環境整備やスタッフ教育を十分に行う必要がある.

文 献

1) I2H00004　Hambraeus A et al：The influence of different footwear on floor contamination. Scand J Infect Dis 11(3)：243-246, 1979
2) I2H00001　Humphreys H et al：Theatre over-shoes do not reduce operating theatre floor bacterial counts. J Hosp Infect 17(2)：117-123, 1991
3) I2H00002　Weightman NC et al：Protective over-shoes are unnecessary in a day surgery unit. J Hosp Infect 28(1)：1-3, 1994
4) I2F01996　Amirfeyz R et al：Theatre shoes：a link in the common pathway of postoperative wound infection? Ann R Coll Surg Engl 89(6)：605-608, 2007
5) I2H00085　山本謙吾ほか：インプラント感染　その予防と対策—インプラント感染の疫学—インプラント手術における手術部位感染の疫学. 整・災外 53(5)：419-425, 2010
6) I2R00004　国公立大学附属病院感染対策協議会(編)：病院感染対策ガイドライン 改訂版, じほう, 東京, p149-150, 2012
7) I2R00002　野沢八重子：特殊環境　手術室のスリッパを廃止しても大丈夫ですか？ INFECT CONTROL 2005(春季増刊)：30-36, 2005
8) I2J00536　三浦恭志ほか：手術室一足制実施後続発した脊椎手術後早期深部感染. 東海脊椎外 21：93-94, 2007
9) I2R00007　一般社団法人日本医療福祉設備協会規格：病院設備設計ガイドライン(空調設備編)(HEAS-02-2013), p87-90, 2013
10) I2J00537　宍戸孝明ほか：整形外科術後感染の実態と予防対策—整形外科領域における手術部位感染症対策としての手術室環境. 臨整外 44(10)：1003-1007, 2009

第3章 術後感染予防のための抗菌薬の適正使用

はじめに

　初版の第3章は13のCQで構成されていた．MRSAやMRSEによるSSIが増加している現状を鑑み，改訂版では抗MRSA薬の予防投与の適応に関する新たなCQを追加した．一方，整形外科領域におけるエビデンスに乏しい抗菌薬の2剤投与，耐性菌を誘導しないためのサイクリング療法に関するCQは外すこととした．また，初版で記載されているとおり，それまでの抗菌薬の添付文書に記載されていた「事前に皮内反応を実施することが望ましい」との文章が一律に削除されたことで，各種抗菌薬の皮内反応はほぼ行われなくなった．このような背景から改訂版では皮内反応に関するCQも外すこととした．したがって，本章の改訂では，以下の11のCQとなった．

CQ 1. 人工関節置換術を除く整形外科領域の清潔手術において，抗菌薬の予防投与はSSI発生率を低下させるか
CQ 2. 人工関節置換術における抗菌薬の予防投与はSSI発生率を低下させるか
CQ 3. SSI発生予防のための抗菌薬の適切な投与経路は
CQ 4. SSI発生予防のための抗菌薬の適切な静脈内投与時期はいつか
CQ 5. SSI発生予防のための抗菌薬投与後，いつ駆血帯を使用すべきか
CQ 6. 人工関節置換術においてSSI発生予防のための抗菌薬の1回投与量は
CQ 7. 人工関節置換術においてSSI発生予防のための抗菌薬の投与間隔は
CQ 8. 人工関節置換術においてSSI発生予防のための抗菌薬の投与期間は
CQ 9. SSI発生予防のために第一選択とする抗菌薬は何か
CQ 10. 抗MRSA薬の予防投与の適応は
CQ 11. 術野に使用する洗浄液に抗菌薬を入れることは有用か

　これらのCQについて検討した．

本章のまとめ

　初版では，予防投与の第一選択薬として第一および第二世代セフェム系薬とともにペニシリン系薬が推奨されていた．これは，整形外科領域の予防投与において，ペニシリン系薬の効果が第一および第二世代セフェム系薬より劣るとのエビデンスがないためである．しかし，皮膚の常在細菌として黄色ブドウ球菌が多いにもかかわらず，ペニシリナーゼに対して抗菌活性を維持できないペニシリン系薬がなぜ推奨されるのかというご批判をいただいた．初版発行後もこれらのペニシリン系薬の効果が劣るとのエビデンスはないが，日本における黄色ブドウ球菌に対する薬剤感受性率などを解説し，第一選択薬からペニシリン系薬を外すこととした．

SSI発生予防のための抗菌薬の投与期間に関して，初版では術後24〜48時間は投与が必要であるとした．今回の改訂では，術後48時間以内が適切とした．欧米のガイドラインでは術後24時間以上の予防投与は推奨されていない．しかし，米国においてCDCのガイドラインがどの程度遵守されているのか調査した2005年の報告(**I2F01606，EV level 5**)[1]によると，人工関節置換術15,030例において術後24時間以内に抗菌薬を中止したのは36.3%，抗菌薬の中止時期は術後平均39時間であったとしている．米国の整形外科医においても必ずしも遵守されていないことがわかる．今回の改訂では術後48時間以内が適切としたが，投与期間のさらなる短縮については，各施設での経験・実情に基づいて判断していただきたい．

　1回投与量に関して，初版では人工関節置換術において標準投与量を推奨した．しかし，体重80kg以上では増量投与するとの報告も散見される．1回投与量に関するCQにおいて，肥満患者に対する投与量についての解説を加えた．体重80kgを境界として増量する根拠は明らかではないが，海外の推奨に基づいた実体重による増量投与は，許容されてもよいと考える．

　抗MRSA薬の予防投与の適応に関しては，MRSAの保菌者とする考え方と，保菌の有無ではなく易感染性宿主とする2つの考え方がある．前者はMRSAの保菌の有無をどの部位でどのように確認するかなどの未解決の問題があり，後者はエビデンスが十分ではない．鼻腔や皮膚の除菌と抗MRSA薬の予防投与との併用を推奨する意見もある．今後の研究が待たれる．

　術野に使用する洗浄液に関するCQに関しては，内容の変更はなかった．しかし，今回の改訂で検索された文献ではないが，術中洗浄を繰り返しても閉創前には術野から6.3%の症例で細菌が証明されたとの報告(**I2J00148，EV level 9**)[2]がある．術野汚染菌が多剤耐性菌であれば，第一および第二世代セフェム系薬の予防投与や，生食による術野の洗浄だけではSSIを予防することは困難である．このような現状において，0.35%希釈イソジン洗浄液で術野洗浄するとSSI発生率が有意に低下したとの報告(**I2F01616，EV level 2**)[3]もある．術中洗浄に関しては，次回の改訂の課題である．

文献

1) **I2F01606**　Bratzler DW et al：Use of antimicrobial prophylaxis for major surgery：baseline results from the National Surgical Infection Prevention Project. Arch Surg 140：174-182, 2005
2) **I2J00148**　山田浩司ほか：清潔整形外科手術ではBacterial contaminationは手術後半ほど増加する傾向にある．日骨関節感染会誌 24：13-18, 2010
3) **I2F01616**　Cheng MT et al：Efficacy of dilute betadine solution irrigation in the prevention of postoperative infection of spinal surgery. Spine (Phila Pa 1976) 30(15)：1689-1693, 2005

Clinical Question 1
人工関節置換術を除く整形外科領域の清潔手術において，抗菌薬の予防投与はSSI発生率を低下させるか

要 約	
Grade A	人工関節置換術を除く整形外科領域の清潔手術では，抗菌薬の術前・術中・術後投与によりSSI発生率を低下させることが可能である．

背景・目的

抗菌薬の予防投与が，人工関節置換術を除く整形外科領域の清潔手術のSSIを低下させることができるかどうか，文献的に検討する．

解説

股関節の皮下骨折224例において，117例のCTRX（セフトリアキソン）2gを術前1～2時間前に1回のみ静注した群と，抗菌薬を投与しなかった107例の術後6週以内のSSI発生率を検討した報告では，SSI発生率は抗菌薬投与群2.6％，非投与群4.7％で両群間に有意差を認めなかった．しかし，遠隔部位感染，深部静脈血栓，肺梗塞，褥瘡，死亡などの合併症の頻度は，抗菌薬投与群で15例（12.8％），非投与群で30例（28.0％）と，前者のほうが有意に少なかったとされている（**IF00266**, **EV level 2**）[1]．

人工関節置換術を除く整形外科領域の清潔手術715例において，CMD（cefamandole）1gを術直前に静脈内投与し，さらに同量を6時間ごとに3回追加投与した362例と，抗菌薬を投与しなかった353例のSSI発生率を手術時間別に検討した報告では，60分以内（225例），60～120分以内（388例）では両群のSSI発生率に有意差はなかったが，120分を超える手術（102例）ではCMD投与群（55例）のSSI発生率3.6％，非投与群（47例）では14.9％と前者のSSI発生率が有意に低いことが示された（**IF01495**, **EV level 2**）[2]．

同様に，人工関節置換術を除く整形外科領域の清潔手術284例（CMD術前よりの5回投与群134例，プラセボ投与群150例）において，CMD投与群のほうが有意にSSI発生率が低いとの報告もみられる（**IF01552**, **EV level 2**）[3]．

大腿骨頚部骨折に対し内固定を行った239例を，麻酔導入時にCTM（セフォチアム）2.0g静注し，12時間後に同量を投与した群と，同時期にプラセボを投与した群とをRCTで検討した報告では，SSI発生率は抗菌薬投与群1％，プラセボ投与群5％と有意に抗菌薬投与群で低い値を示した（**IF01206**, **EV level 2**）[4]．

腰椎椎間板手術を行った5,041例において，セファロスポリン系薬をまったく投与しなかった症例は3,416例で，投与した群は1,625例であった．術後椎間板炎の発生率は抗菌薬非投与群で2.3％，投与群で0.6％であり両群間に有意差があった（**IF01138**, **EV level 6**）[5]．

清潔脊椎手術141例において，70例は術前2時間にCEZ（セファゾリン）1gを静

注し，71例はプラセボを投与した．SSI発生率はCEZ投与群で3例（4.3％），プラセボ投与群で9例（12.7％）と有意差をもってCEZ投与群でSSI発生率の低下を認めた（**IF01100**，**EV level 2**）[6]．

以上より，人工関節置換術を除く整形外科領域の清潔手術では，抗菌薬の術前・術中・術後投与によりSSIを低下させることが可能である．

文　献

1) **IF00266**　Luthje P et al：Single-dose antibiotic prophylaxis in osteosynthesis for hip fractures. a clinical multicentre study in Finland. Ann Chir Gynaecol **89**(2)：125-130, 2000

2) **IF01495**　Henley MB et al：Prophylaxis with cefamandole nafate in elective orthopedic surgery. Clin Orthop Relat Res (209)：249-254, 1986

3) **IF01552**　Gatell JM et al：Prophylactic cefamandole in orthopaedic surgery. J Bone Joint Surg Am **66-A**(8)：1219-1222, 1984

4) **IF01206**　Bodoky A et al：Antibiotic prophylaxis with two doses of cephalosporin in patients managed with internal fixation for a fracture of the hip. J Bone Joint Surg Am **75-A**(1)：61-65, 1993

5) **IF01138**　Piotrowski WP et al：Spondylodiscitis after lumbar disk surgery. Neurosurg Rev **17**(3)：189-193, 1994

6) **IF01100**　Rubinstein E et al：Perioperative prophylactic cephazolin in spinal surgery. a double-blind placebo-controlled trial. J Bone Joint Surg Br **76-B**(1)：99-102, 1994

Clinical Question 2

人工関節置換術における抗菌薬の予防投与はSSI発生率を低下させるか

要 約

Grade A 抗菌薬の予防投与は人工関節置換術のSSI発生率を低下させる.

背景・目的

人工関節置換術のように大きな生体材料を挿入する骨・関節組織の手術においては,わずかな細菌数でも感染して難治性となり,これらのインプラントを抜去せざるを得ないことが多く,生じる機能障害は大きい.人工関節置換術において深部SSI発生率を低下させるために抗菌薬の予防投与が必要であるかどうか,文献的に検討する.

解 説

抗菌薬の予防投与が人工関節置換術後の深部SSIの頻度を減少させるかどうかについてのRCTは,主に1970年代から1980年代前半にかけて報告されているが,最近の文献報告はわずかである.これは,抗菌薬を投与しないコントロール群を設定することが近年では困難なためである.また,報告の多くは症例数が少なく抗菌薬の予防投与の有用性を判断するには至らない.

人工関節置換術で予防的抗菌薬投与群と抗菌薬を投与しない群を比較した4編のRCTのmeta-analysisが行われているが,その結果は,抗菌薬の予防投与は人工関節置換術後の深部SSI発生率を有意に低下させると結論している (pooled OR 0.24, 95% CI 0.15〜0.37) (**IF00684**, **EV level 1**)[1].

人工股関節全置換術および人工膝関節全置換術において予防的抗菌薬投与の効果を検討するため26編 (11,343例) のRCTのmeta-analysisが行われ,予防的抗菌薬投与をすることにより非投与と比べ8%のabsolute risk軽減,81%のRR軽減が得られたと報告されている (**I2F01756**, **EV level 1**)[2].

また,9施設で行われた人工股関節置換術2,137例において,1,067例では抗菌薬をまったく投与せず (プラセボ群),1,070例ではCEZ (セファゾリン) 1gを麻酔導入時と,以後6時間ごとに5日間静脈内投与した (CEZ群).SSI発生率はプラセボ群で3.3%,CEZ群では0.9%と,CEZ群で有意に低値であった (**IF01597**, **EV level 2**)[3].

したがって,人工関節置換術では深部SSI発生予防のために抗菌薬の投与は必要である.

文 献

1) **IF00684** Gillespie WJ：Prevention and management of infection after total joint replacement. Clin Infect Dis 25 (6)：1310-1317, 1997

2) **I2F01756** AlBuhairan B et al：Antibiotic prophylaxis for wound infections in total joint arthroplasty：a systematic review. J Bone Joint Surg Br **90**(7)：915-919, 2008
3) **IF01597** Hill C et al：Prophylactic cefazolin versus placebo in total hip replacement：report of a multicentre double-blind randomised trial. Lancet **1**(8224)：795-796, 1981

Clinical Question 3

SSI発生予防のための抗菌薬の適切な投与経路は

要 約	
Grade B	内固定材を用いる手術では静脈内投与を推奨する．

背景・目的

経口投与は，投与しやすい，安価などの利点はあるが，吸収の不安定性や嘔吐の危険性などの欠点がある．一方，静脈内投与は短時間で高い血中濃度が得られるため投与のタイミングを調整しやすい利点があり，予防投与に関する報告は静脈内投与によるものが圧倒的に多い．予防投与における抗菌薬の投与経路について，文献的に考察する．

解 説

最初に，各投与法における抗菌薬の組織移行性について検証する．20例の関節形成術において，CXM（セフロキシム）とMFIPC（flucloxacilline）の経口および静脈内投与における血清および骨組織中の濃度を測定した報告がある．静脈内投与においてのみ骨組織中の各抗菌薬濃度は高値を示し，経口投与では測定不能であったとしている（**IF01157**, **EV level 1**）[1]．一方，20の手術例においてCPFX（シプロフロキサシン）経口投与後の骨組織中の濃度を測定したところ，骨組織への移行性は良好であるとの報告もある（**IF01598**, **EV level 1**）[2]．このように，静脈内投与のほうが骨組織への移行が確実であり，経口投与における抗菌薬の骨組織への移行性は，論文や抗菌薬の種類により異なり一定していない．

したがって，静脈内投与のほうが骨組織への移行が確実であり，予防投与の有効性を示す報告の大多数は静脈内投与によるものである（**IF00684**, **EV level 1**）[3]．

大腿骨転子部・転子下骨折452例において，242例でCDX（cefadroxil）1gを手術2時間前と12時間後に経口投与，210例ではCXM 1gを麻酔導入時に静脈内投与し，手術開始時と閉創時の組織液中の抗菌薬濃度，SSI発生率を比較検討した．症例の94％は，sliding screw plate system，残りの症例はエンダーピンなど他の方法にて内固定された．その結果，CDX経口投与群では93％，CXM投与群では97％の症例で組織液中の抗菌薬濃度は黄色ブドウ球菌のMIC$_{90}$（全体の菌株数の90％の菌株の発育を抑制する抗菌薬濃度）を超えていたと報告している．また，両群のSSI発生率に有意差は認められず，sliding screw plate system程度の内固定材であれば，経口投与と静脈内投与の効果は同等としている（**IF00928**, **EV level 2**）[4]．

このように，経口投与と静脈内投与の効果が同等とする報告もあるが，静脈内投与のほうが骨組織への移行が確実であり，内固定材を用いる手術では静脈内投与が推奨される．

文　献

1) **IF01157**　Alvarez Ferrero MM et al：Plasma and bone concentrations of cefuroxime and flucloxacillin：oral versus parenteral administration in 20 arthroplasties. Acta Orthop Scand **64** (5)：525-529, 1993
2) **IF01598**　Fong IW et al：Ciprofloxacin concentrations in bone and muscle after oral dosing. Antimicrob Agents Chemother **29** (3)：405-408, 1986
3) **IF00684**　Gillespie WJ：Prevention and management of infection after total joint replacement. Clin Infect Dis **25** (6)：1310-1317, 1997
4) **IF00928**　Nungu KS et al：Prophylaxis with oral cefadroxil versus intravenous cefuroxime in trochanteric fracture surgery：a clinical multicentre study. Arch Orthop Trauma Surg **114** (6)：303-307, 1995

Clinical Question 4
SSI発生予防のための抗菌薬の適切な静脈内投与時期はいつか

要約

Grade A 抗菌薬の予防投与は皮切が入るときまでに有効血中濃度に達することが重要で，執刀60分前から執刀直前にかけての適切な時期［VCM（バンコマイシン）では120分以内］に静脈内投与する必要がある．

背景・目的

抗菌薬の予防投与の開始時期については，術前とはいっても手術前数時間から，麻酔導入後まで様々である．抗菌薬の適切な投与時期について，文献的に考察する．

解説

抗菌薬の投与時期についての報告は，歴史的には外科領域の手術における抗菌薬投与時期とSSI発生率を検討した論文がある．2,847例の外科手術症例において，術前24～2時間の間に抗菌薬を投与した早期投与群（369例），術前2時間以内に投与した術直前群（1,708例），皮切を加えた後3時間以内に投与した術中群（282例），術後3～24時間で投与した術後群（488例）の4群に分けてSSI発生率を比較検討した．その結果，SSI発生率は早期投与群で3.8％，術直前群で0.59％，術中群で1.4％，術後群で3.3％であり，術前2時間以内に抗菌薬を投与することにより有意にSSI発生率が減少すると報告している（**IF01600**, **EV level 5**）[1]．

整形外科領域においては，執刀直前～執刀前60分以内の投与でSSI発生率が有意に低いとする報告が散見される．小児の脊椎手術における感染症例（36例，対照72例）を検討した報告では，執刀前60分以内の抗菌薬投与を適切とすると，不適切な投与のタイミングが独立した深部SSIの危険因子であった（OR 3.5, 95% CI 1.7～7.3）（**I2F00632**, **EV level 6**）[2]．同様に15歳以上の脊椎手術症例を検討した論文でも，執刀60分以内の投与がSSI発生のリスクの低下に重要であると報告されている（OR 2.2, 95% CI 1.0～4.7）（**I2F00660**, **EV level 6**）[3]．また，人工関節手術においても1,992例のプライマリTHAにおけるSSI発生リスクが検討され，執刀前60分以内の抗菌薬投与でSSI発生率が低く，執刀後の投与でSSI発生率が増加していた（**I2F01740**, **EV level 5**）[4]．

一方，国内でも日本整形外科学会学術研究プロジェクト調査による人工関節置換術後および脊椎instrumentation術後感染の調査において，執刀直前の抗菌薬投与群での感染率の低下が報告されている．人工関節置換術9,882例中134例（1.36％）にSSIが発生したが，執刀直前に予防的抗菌薬を投与した症例のSSI発生率は0.9％であり，他の時間帯と比較し有意に低率であった（$p=0.0415$）．また，脊椎instrumentation手術2,469例中92例3.73％でSSIが発生し，執刀直前群（1.7％）が他群と比較し有意にSSI発生率が低かった（**I2H00085**, **EV level 10**）[5]．

予防投与とは，術野を無菌にするためのものではなく，宿主のdefense mechanismが打ち勝てるほどに落下細菌数を減らそうとする考え方である（**IF01601**，**EV level 11**）[6]．整形外科領域においても抗菌薬は必ず術前から投与され，皮切が入るときにはすでに有効血中濃度に達していることが望ましい．

　有効血中濃度に達するまでの時間についてみると，人工関節置換術77例において，第二世代セフェム系薬であるCXM（セフロキシム）1gあるいは1.5gを麻酔導入時に静脈内投与し，血中，骨，関節滑膜における抗菌薬濃度を測定した報告がある．その結果，投与後15〜75分でブドウ球菌や大腸菌に対するMICを超える濃度が得られたとしている（**IF01585**，**EV level 5**）[7]．

　このように，抗菌薬の適切な投与時期については質の高いエビデンスが少ないが，CDCの勧告（**IF01601**，**EV level 11**）[6]および他科領域のガイドラインにおいても，執刀前60分以内の抗菌薬投与が強く推奨されている．また，より長い投与時間が必要とされているVCMのような抗菌薬においては，執刀前120分以内の投与開始が推奨されている（**I2H00088**，**EV level 11**）[8]．今後臨床データを用いた新たなエビデンスが明らかになる可能性は低いと考えられることを踏まえ，推奨Gradeについてガイドライン策定委員会で検討を行った．その結果，整形外科領域においても，抗菌薬の予防投与は皮切が入るときまでに有効血中濃度に達するように，執刀60分前から執刀直前にかけての適切な時期（VCMでは120分以内）に予防的抗菌薬を静脈内投与することが強く推奨される．

文　献

1) **IF01600**　Classen DC et al：The timing of prophylactic administration of antibiotics and the risk of surgical-wound infection. N Engl J Med **326**（5）：281-286, 1992

2) **I2F00632**　Milstone AM et al：Timing of preoperative antibiotic prophylaxis：a modifiable risk factor for deep surgical site infections after pediatric spinal fusion. Pediatr Infect Dis J **27**（8）：704-708, 2008

3) **I2F00660**　Olsen MA et al：Risk factors for surgical site infection following orthopaedic spinal operations. J Bone Joint Surg Am **90**（1）：62-69, 2008

4) **I2F01740**　van Kasteren ME et al：Antibiotic prophylaxis and the risk of surgical site infections following total hip arthroplasty：timely administration is the most important factor. Clin Infect Dis **44**（7）：921-927, 2007

5) **I2H00085**　山本謙吾ほか：インプラント感染　その予防と対策—インプラント感染の疫学—インプラント手術における手術部位感染の疫学．整・災外 **53**（5）：419-425, 2010

6) **IF01601**　Mangram AJ et al：Guideline for prevention of surgical site infection, 1999：Hospital Infection Control Practices Advisory Committee. Infect Control Hosp Epidemiol **20**（4）：250-278, 1999

7) **IF01585**　Hughes SP et al：Prophylactic cefuroxime in total joint replacement. Int Orthop **6**（3）：155-161, 1982

8) **I2H00088**　Bratzler DW et al：Clinical practice guidelines for antimicrobial prophylaxis in surgery. Am J Health Syst Pharm **70**（3）：195-283, 2013

Clinical Question 5

SSI発生予防のための抗菌薬投与後，いつ駆血帯を使用すべきか

要 約

Grade B 抗菌薬を投与してから10〜20分程度間隔をあけて駆血帯を使用する．

背景・目的

整形外科領域の手術では駆血帯を用いることが多い．患肢が駆血されるため，抗菌薬の適切な投与時期が問題となる．抗菌薬の投与後における駆血帯の使用時期について，文献的に考察する．

解 説

抗菌薬の静脈内投与後，有効血中濃度に達するまでの時間についてみると，人工関節置換術77例において，第二世代セフェム系薬であるCXM（セフロキシム）1gあるいは1.5gを麻酔導入時に静脈内投与し，血中，骨，関節滑膜における抗菌薬濃度を測定した報告がある．その結果，投与後15〜75分でブドウ球菌や大腸菌に対するMICを超える濃度が得られたとしている（**IF01585**, **EV level 5**)[1]．

投与時期と駆血帯との関係について，下肢の駆血帯を使用した47例において，セフェム系薬であるCAZ（セフタジジム）(26例), CTRX（セフトリアキソン）(21例）をそれぞれ2gずつ静脈内投与し，10分，20分，2時間，4時間後に駆血帯を入れ手術を開始した．術後20分で皮膚，皮下脂肪，筋，骨の抗菌薬濃度を測定したところ，投与後20分で駆血帯を入れた群で最も局所濃度が高値であったと報告している（**IF01056**, **EV level 5**)[2]．

また，膝関節形成術を施行した22例において，CXM 1.5gの静脈内投与後5分，10分，15分，20分で駆血帯を入れ，皮下脂肪，骨組織の抗菌薬濃度を測定した．その結果，投与後駆血帯を入れるまで少なくとも10分は必要としている（**IF01480**, **EV level 5**)[3]．

以上の結果より，抗菌薬を投与してから10〜20分程度間隔をあけて駆血帯を使用する必要がある．

文 献

1) **IF01585** Hughes SP et al：Prophylactic cefuroxime in total joint replacement. Int Orthop **6** (3)：155-161, 1982
2) **IF01056** Papaioannou N et al：Tissue concentrations of third-generation cephalosporins (ceftazidime and ceftriaxone) in lower extremity tissues using a tourniquet. Arch Orthop Trauma Surg **113** (3)：167-169, 1994
3) **IF01480** Johnson DP：Antibiotic prophylaxis with cefuroxime in arthroplasty of the knee. J Bone Joint Surg Br **69** (5)：787-789, 1987

Clinical Question 6　人工関節置換術においてSSI発生予防のための抗菌薬の1回投与量は

要　約

Grade A　人工関節置換術では，1回投与量として標準投与量の投与を推奨する．

■ 背景・目的

　予防投与における抗菌薬の1回投与量について，人工関節置換術の過去の報告を中心に検討する．

■ 解　説

　抗菌薬の予防投与は，対象となる組織内で有効濃度に達するように抗菌薬を投与しなければならない．そのためには使用する抗菌薬の組織移行性を知らなければならない．骨組織への抗菌薬の移行性の測定においては，血液成分の混入を防ぎながら骨組織より抗菌薬を抽出しなければならないという技術的な問題点がある．さらに，骨内の濃度の単位が$\mu g/mg$であるのに対し，血中濃度やMICの単位は$\mu g/mL$であるなど種々の問題がある（**IF01602**, **EV level 11**）[1]．そのため血中濃度と比較した骨組織への移行率は，皮質骨12.8％，海綿骨12.1％，滑膜組織で43.5％と著しく低いとする報告（**IJ00171**, **EV level 11**）[2]から，放射性同位元素を用い骨の組織間液に血中濃度とほぼ同等に移行するという報告（**IF01619**, **EV level 11**）[3]まで，報告により結果が異なる原因となっている．このように，皮質骨への抗菌薬の移行率は正確にはわからないが，今までの報告をまとめると，blood-bone barrierは存在せず，どの抗菌薬も血管壁を透過して骨組織の組織間液中に移行し，その濃度は血中濃度を反映しているとされている（**IF01619**, **EV level 11**）[3]．

　人工股関節置換術31例において，麻酔導入前1〜1.5時間にCEZ（セファゾリン）1gを静脈内投与し，投与後平均118.4±48.5分後に血清および骨組織のCEZ濃度を測定した．その結果，血清53.4±18.9$\mu g/mL$，骨1.6±1.4$\mu g/mg$であり，深部SSIは認められなかったとしている（**IF01439**, **EV level 4**）[4]．全体の菌株数の80％の菌株の発育を抑制する抗菌薬濃度（MIC_{80}）についてみると，CEZのMIC_{80}は黄色ブドウ球菌（MSSA）0.5$\mu g/mL$，表皮ブドウ球菌1.0$\mu g/mL$，大腸菌1.0$\mu g/mL$とされている（**IJ00172**, **EV level 11**）[5]．したがって，これらの細菌のMIC_{80}を超える骨組織内濃度が得られていることになる．

　また，人工関節置換術77例において，第二世代セフェム系薬であるCXM（セフロキシム）1gあるいは1.5gを麻酔導入時に静脈内投与し，血中，骨，関節滑膜における抗菌薬濃度を測定した．投与後15〜75分でブドウ球菌や大腸菌に対するMICを超える濃度が得られ，SSI発生率は2.1％で他の報告と比較して遜色なかったと報告している（**IF01585**, **EV level 5**）[6]．

　次に，ペニシリン系薬の骨組織への移行性について，大腿骨頚部外側骨折にて

エンダーピン固定術を施行した18例において，PIPC（ピペラシリン）2gをワンショット静脈内注射し，30分後に血清および骨組織中のPIPC濃度を測定して検討した．その結果，血清95.61 ± 10.03 μg/mL，皮質骨4.58 ± 1.03 μg/mg，海綿骨8.07 ± 1.43 μg/mgであったとしている（IJ00173, **EV level 11**）[7]．PIPCの各細菌に対するMIC$_{80}$についてみると，黄色ブドウ球菌，表皮ブドウ球菌ともに4 μg/mLとされている（IJ00174, **EV level 11**）[8]．したがって，これらの細菌のMIC$_{80}$とほぼ同程度の骨組織内濃度が得られていることになる．

さらに，人工関節置換術で予防的抗菌薬投与群と抗菌薬を投与しない群を比較した4編のRCTのmeta-analysisが行われ，抗菌薬の予防投与は人工関節置換術後の深部SSI発生率を有意に低下させると結論している（pooled OR 0.24, 95% CI 0.15 〜 0.37）（IF00684, **EV level 1**）[9]．これら4編の論文における抗菌薬の1回投与量についてみると，MCIPC（クロキサシリン）1g（IF01603, **EV level 2**）[10]，CMD（cefamandole）1g（IF01604, **EV level 4**）[11]，LCM（リンコマイシン）600mg（IF01605, **EV level 2**）[12]，CEZ 1g（IF01597, **EV level 2**）[13]であり，それぞれの抗菌薬の標準投与量であった．

その一方で，肥満患者などに対しては標準投与量では不十分とする報告もある．National Surgical Infection Prevention Project（SIP project）からのadvisory statement（2004年）では，抗菌薬の1回投与量は，体重，調整体重，BMI（body mass index）に基づいて決定されるべきであり，CEZでは20 〜 30mg/kg（体重が80kg以下なら1g，80kg以上なら2g）が推奨されている（I2H00118, **EV level 11**）[14]．American Society of Health-System Pharmacists（ASHP）の報告（2013年）では，初回投与量としてCEZは2g，体重が120kg以上では3gが推奨されている（I2H00088, **EV level 11**）[15]．整形外科領域でもAmerican Academy of Orthopaedic Surgeons/America Association of Orthopaedic Surgeons（AAOS）からのrecommendation（2009年）では，1回投与量は体重により決定すべきとし，体重80kg以上にはCEZの場合，1回投与量を標準投与量（1g）の2倍である2gを投与することを推奨している（I2R00005, **EV level 11**）[16]．

これら海外の報告で，体重に基づいた増量投与が推奨されているが，肥満症例においては実体重，調整体重，理想体重，BMI，体脂肪率などの指標のうち，どれが最適かは決定されていないようである．現実的には実体重を指標にするのが最も簡便ではあるが，80kgを境界とする根拠は報告のなかでは示されていなかった．

予防目的とする菌種によっては標準量以上の投与でも不十分とする報告がある．大腿骨頚部骨折に対する人工骨頭置換術45例にCEZ 2gを術前点滴投与し，CEZの血中および骨髄内組織濃度を測定し，主要原因菌であるMSSA（methicillin-sensitive *Staphylococcus aureus*）およびCNS（coagulase-negative *Staphylococci*），MRCNS（methicillin-resistant coagulase-negative *Staphylococci*）のMIC$_{90}$と比較した．MSSAでは，CEZの血中および骨髄内濃度はMIC$_{90}$を超えていた．MRCNSでは血中濃度はMIC$_{90}$を超えていたものの，骨髄内濃度は超えておらず，一部のCNSをターゲットとした場合にはCEZ 2g投与でも不十分であった（I2J00409, **EV level 5**）[17]．

以上の結果より，耐性菌をターゲットに含まなければ，成人の人工関節置換術では1回投与量として標準投与量を投与すればよいと考えられる．また，海外の推奨

に基づいた実体重による増量投与は，許容されてもよいと考える．

文　献

1) **IF01602** Mader JT et al：Antimicrobial treatment of chronic osteomyelitis. Clin Orthop Relat Res (360)：47-65, 1999
2) **IJ00171** 河路　渡ほか：Cefmetazoleの骨・関節組織への移行性に関する基礎的検討．臨と研 **59** (10)：3393-3396, 1982
3) **IF01619** Fitzgerald RH et al：Pathophysiology of osteomyelitis and pharmacokinetics of antimicrobial agents in normal and osteomyelitic bone. Esterhai JL, Gristina AG, Poss R (eds), Musculoskeletal infection, American Academy of Orthopedic Surgeons, Park Ridge, p387-399, 1992
4) **IF01439** Bryan CS et al：Cefazolin versus cefamandole for prophylaxis during total joint arthroplasty. Clin Orthop Relat Res (228)：117-122, 1988
5) **IJ00172** 星野和夫ほか：1995年臨床分離株の注射用セフェム薬に対する薬剤感受性．Pharm Med **15** (2)：132-147, 1997
6) **IF01585** Hughes SP et al：Prophylactic cefuroxime in total joint replacement. Int Orthop **6** (3)：155-161, 1982
7) **IJ00173** 加藤雅典ほか：Piperacillin sodiumの骨組織への移行性に関する検討．Jpn J Antibiot **37** (3)：279-284, 1984
8) **IJ00174** 松崎　薫ほか：Piperacillinの各種新鮮臨床分離株に対する抗菌活性．Jpn J Antibiot **53** (8)：573-581, 2000
9) **IF00684** Gillespie WJ：Prevention and management of infection after total joint replacement. Clin Infect Dis **25** (6)：1310-1317, 1997
10) **IF01603** Ericson C et al：Cloxacillin in the prophylaxis of postoperative infections of the hip. J Bone Joint Surg Am **55** (4)：808-813, 843, 1973
11) **IF01604** Gunst JP et al：[Prophylactic antibiotic therapy with cefamandole in total hip surgery replacement using Charnley's tent：a randomized study]. Pathol Biol (Paris) **32** (5 Pt 2)：567-569, 1984
12) **IF01605** Schulitz KP et al：The prophylactic use of antibiotics in alloarthroplasty of the hip joint for coxarthrosis. Arch Orthop Trauma Surg **96** (2)：79-82, 1980
13) **IF01597** Hill C et al：Prophylactic cefazolin versus placebo in total hip replacement. Report of a multicentre double-blind randomised trial. Lancet **1** (8224)：795-796, 1981
14) **I2H00118** Bratzler DW et al：Antimicrobial prophylaxis for surgery：an advisory statement from the National Surgical Infection Prevention Project. Clin Infect Dis **38** (12)：1706-1715, 2004
15) **I2H00088** Bratzler DW et al：Clinical practice guidelines for antimicrobial prophylaxis in surgery. Am J Health Syst Pharm **70** (3)：195-283, 2013
16) **I2R00005** American Academy of Orthopaedic Surgeons：Recommendations for the Use of Intravenous Antibiotic Prophylaxis in Primary Total Joint Arthroplasty, 2004. Available at：http://www.aaos.org/about/papers/advistmt/1027.asp
17) **I2J00409** 山田浩司ほか：Cefazolin 2g投与時の骨髄内濃度と術中主要同定菌のMIC90との関係．骨折 **33** (1)：99-103, 2011

Clinical Question 7
人工関節置換術においてSSI発生予防のための抗菌薬の投与間隔は

要　約	
Grade B	人工関節置換術でCEZ（セファゾリン）を使用する場合は，2～5時間ごとに追加投与することを推奨する．
Grade C	手術時間が抗菌薬の血中半減期の1～2倍を超えたら，術中の追加投与を考慮する．

背景・目的

予防投与における抗菌薬の投与間隔について，人工関節置換術の過去の報告を中心に検討する．

解説

予防投与に最も用いられるセフェム系薬などのβ-ラクタム系薬の殺菌効果は，菌と抗菌薬の接触時間（time above MIC：MIC以上に保たれる時間）が臨床効果と相関する（時間依存性）ため，1回使用量を増やすよりも投与回数を増やしたほうがよいとされている（**IF01606**，**EV level II**）[1]．

術中は，術野に侵入してくる細菌に対応するため常に抗菌薬の組織内濃度を有効域に保たなければならない．術中の追加投与のタイミングに関して，Centers for Disease Control and Prevention（CDC）は，投与した抗菌薬の濃度が有効治療濃度以下になったら追加投与すべきとしている（**IF01601**，**EV level II**）[2]．術中追加投与に関する整形外科領域のエビデンスはなく，外科領域のエビデンスを紹介する．CEZ 1g投与後3時間までは血清，皮下組織などではブドウ球菌，大腸菌などの細菌のMIC_{80}を超える濃度が得られ，したがって，術中は3時間ごとに追加投与することを勧める報告がある（**I2H00126**，**EV level II**）[3]．セフェム系薬の血中半減期は短く，ほとんどの薬剤が1～2時間である．The American Academy of Orthopaedic Surgeons（AAOS）の勧告（**I2R00005**，**EV level II**）[4]では，手術時間が抗菌薬の血中半減期の1～2倍を超えたら，追加投与することを推奨している．主な抗菌薬の半減期は，CEZで1.2～2.2時間，β-ラクタム系薬のアレルギーのときに用いるCLDM（クリンダマイシン）は2～4時間，VCM（バンコマイシン）は4～8時間である（**I2H00088**，**EV level II**）[5]．一般的なレビュー（**I2H00128**，**EV level II**）[6]やガイドライン（**I2H00088**，**EV level II**）[5]ではCEZを2～5時間ごとに追加投与することを推奨している．

なお，術後の追加投与については，投与間隔だけを比較検討した論文はなく，十分なエビデンスは存在しない．また，術後どの程度上記投与間隔を維持すべきかについても十分なエビデンスはない．術後も繰り返し追加投与を行う場合は，1日あたりの総投与量に十分な配慮が必要である．

文 献

1) IF01606 Craig WA et al：Key pharmacokinetic parameters of antibiotic efficacy in experimental animal infections. J Drug Dev **1**（Suppl 3）：7-15, 1988
2) IF01601 Mangram AJ et al：Guideline for prevention of surgical site infection, 1999：Hospital Infection Control Practices Advisory Committee. Infect Control Hosp Epidemiol **20**（4）：250-278, 1999
3) I2H00126 Ohge H et al：An additional dose of cefazolin for intraoperative prophylaxis. Surg Today **29**（12）：1233-1236, 1999
4) I2R00005 American Academy of Orthopaedic Surgeons：Recommendations for the Use of Intravenous Antibiotic Prophylaxis in Primary Total Joint Arthroplasty, 2004　Available at：http://www.aaos.org/about/papers/advistmt/1027.asp
5) I2H00088 Bratzler DW et al：Clinical practice guidelines for antimicrobial prophylaxis in surgery. Am J Health Syst Pharm **70**（3）：195-283, 2013
6) I2H00128 Fletcher N et al：Prevention of perioperative infection. J Bone Joint Surg Am **89**（7）：1605-1618, 2007

Clinical Question 8: 人工関節置換術において SSI 発生予防のための抗菌薬の投与期間は

要約

Grade A 　人工関節置換術では，SSI 発生予防のための抗菌薬の投与期間は術後 48 時間以内が適切である．

背景・目的

抗菌薬の投与期間については様々な報告がみられる．予防投与における抗菌薬の投与期間について，人工関節置換術の過去の報告を中心に検討する．

解説

予防投与は，術中に侵入してくる細菌を対象にしており，術後侵入してくる細菌を想定していない．したがって，投与期間の決定にあたっては適切な術後管理がなされていることが前提となる．

人工関節置換術施行 846 例において，424 例には CEZ（セファゾリン）2g を麻酔導入時に，その 6，12，18，24 時間後に 1g を追加投与，422 例には TEIC（テイコプラニン）400mg を麻酔導入時に投与し SSI 発生率を検討した．その結果，両群とも SSI は 1 例（0.3%）のみで有意差はなく，これらの投与法の有用性を報告している（**IF00418**，**EV level 2**）[1]．また，人工関節置換術を施行した 97 例において，48 例では CEZ 1g を術前に，その後 500mg を 8 時間ごとに計 6 回（術後 48 時間まで）追加投与，49 例では CMD (cefamandole) 2g を術前に，その後 1g を 8 時間ごとに計 6 回（術後 48 時間まで）追加投与し，SSI 発生率を比較した．その結果，術後 48 時間までの投与で両群とも SSI は認められなかったと報告している（**IF01439**，**EV level 4**）[2]．このように，人工関節置換術では第一あるいは第二世代セフェム系薬を術後 24 〜 48 時間まで 6 〜 8 時間ごとに投与する方法が広く用いられている．

人工関節置換術において術後 48 時間以上の長期投与群と 48 時間以内の短期投与群を比較し，SSI 発生率に有意差が認められなかったとの 2 編の報告がある [（**I2J00442**，**EV level 5**）[3]，（**I2J00245**，**EV level 5**）[4]]．一方，人工関節置換術において同じ抗菌薬の単回投与と複数回投与の効果について比較した 2 編の RCT の meta-analysis が行われ，単回投与は推奨できないとの報告もある（pooled OR 1.58，95% CI 0.62 〜 3.98）（**IF00684**，**EV level 1**）[5]．多くは投与期間を短縮しても SSI 発生率に有意差が認められず，投与期間を短縮してもよいとの報告であるが，投与期間を短縮したほうが SSI が減少するとの報告ではない．

逆に，どのくらいの期間投与すると耐性菌による SSI などの有害事象が増加するのであろうか．この点に関して人工関節置換術における報告はみられず，参考として他の整形外科手術における論文を紹介する．脊椎 instrumentation 手術において，術中および術後 3 時間まで投与した群と術後 5 〜 7 日間の長期投与群を比較し

た報告がある．SSI発生率に有意差は認められなかったが，長期投与群では耐性ブドウ球菌（MRSA/MRCNS）による深部SSI発生率が有意に高かったとされている（**I2J00482**, **EV level 6**）[6]．同様に，腰椎手術1,597例において，手術当日のみ投与した群と術後5～7日間の長期投与群を比較したところ，SSI発生率に有意差は認められなかったが，長期投与群では耐性菌による深部SSI発生率が有意に高かったとしている（**I2F00990**, **EV level 5**）[7]．一方，整形外科手術を含む293例のSSI（人工関節置換術後SSI症例を65例含む）の後向きcohort studyにおいて，術後24時間以上抗菌薬を投与すると有意にMRSAによるSSI発生率が高い（OR 2.0, 95% CI 1.06～3.87, $p = 0.033$）との報告がある（**I2H00087**, **EV level 5**）[8]．術後5～7日間もの長期投与は不適切と考えられるが，最短どのくらいの予防投与で耐性菌によるSSIなどの有害事象が増加するかについてはエビデンスが少ない．

　以上より，人工関節置換術では，SSI発生予防のための抗菌薬の投与期間は術後48時間以内が適切と考える．投与期間のさらなる短縮については，各施設での経験・実情に基づいて判断されるべきである．

▼文　献

1) **IF00418**　Periti P et al：Comparative multicenter trial of teicoplanin versus cefazolin for antimicrobial prophylaxis in prosthetic joint implant surgery：Italian Study Group for Antimicrobial Prophylaxis in Orthopedic Surgery. Eur J Clin Microbiol Infect Dis 18 (2)：113-119, 1999

2) **IF01439**　Bryan CS et al：Cefazolin versus cefamandole for prophylaxis during total joint arthroplasty. Clin Orthop Relat Res (228)：117-122, 1988

3) **I2J00442**　阿久津みわほか：人工関節置換術における予防的抗菌薬投与期間の検討．日人工関節会誌 40：230-231, 2010

4) **I2J00245**　太田裕彦ほか：人工膝関節置換術及び人工股関節置換術における手術部位感染に対する予防的抗菌薬投与期間の検討．日骨関節感染会誌 23：109-111, 2010

5) **IF00684**　Gillespie WJ：Prevention and management of infection after total joint replacement. Clin Infect Dis 25 (6)：1310-1317, 1997

6) **I2J00482**　種市　洋ほか：脊椎感染症の予防と対策—脊椎インストゥルメンテーション手術における超短期抗菌薬予防投与（Antimicrobial Prophylaxis）—手術部位感染予防効果判定のための前向き研究．骨・関節・靱帯 19 (8)：697-70, 2006

7) **I2F00990**　Kanayama M et al：Effective prevention of surgical site infection using a Centers for Disease Control and Prevention guideline-based antimicrobial prophylaxis in lumbar spine surgery. J Neurosurg Spine 6 (4)：327-329, 2007

8) **I2H00087**　Manian FA et al：Surgical site infections associated with methicillin-resistant Staphylococcus aureus：do postoperative factors play a role? Clin Infect Dis 36 (7)：863-868, 2003

Clinical Question 9

SSI発生予防のために第一選択とする抗菌薬は何か

要　約

| Grade B | 整形外科領域の清潔手術においてSSI発生予防のために適した抗菌薬として，第一および第二世代セフェム系薬が推奨できる． |

背景・目的

予防投与に用いる抗菌薬に求められる特性は，①安全性，②術中の汚染菌に対する感受性，③殺菌性，④組織移行性，⑤安価，などである．これらの観点より，整形外科領域の清潔手術における抗菌薬の予防投与において，どの抗菌薬を選択すべきか，文献的に考察する．

解　説

術中汚染菌，すなわち皮膚の常在細菌叢である黄色ブドウ球菌や表皮ブドウ球菌などに活性を有する抗菌薬を選択する必要がある．ペニシリン系薬は副作用としてのペニシリンショックが出現して以降，抗菌薬の開発の歴史はセフェム系薬にとって代わられた．したがって，整形外科領域における抗菌薬の予防投与に関する報告はセフェム系薬を用いたものが圧倒的に多くエビデンスも豊富である．

人工関節置換術を施行した97例において，48例には第一世代セフェム系薬であるCEZ（セファゾリン）1gを術前，手術が2時間を超える場合は術中に1g，術後は8時間ごとに500mgを6回投与し，49例には第二世代セフェム系薬であるCMD（cefamandole）を術前2g，手術が2時間を超える場合は術中に2g，術後は8時間ごとに1gを6回投与した．その結果，両群のSSI発生率，安全性に有意差はなかったと報告されている（**IF01439**, **EV level 4**）[1]．このように，黄色ブドウ球菌，表皮ブドウ球菌，さらにグラム陰性桿菌にもある程度効果のある第一および第二世代セフェム系薬が予防投与における基本の抗菌薬とされている．日本で使用可能な注射用第一世代セフェム系薬としてCEZ，第二世代セフェム系薬としてCTM（セフォチアム），CMZ（セフメタゾール），FMOX（フロモキセフ）などがある．CMZ，FMOXは嫌気性菌に対しても抗菌力を有しており，腸内細菌叢に影響を及ぼす．整形外科における清潔手術の予防投与で嫌気性菌をカバーする必要性は低い．β-ラクタム系薬のなかで，どの抗菌薬が予防投与に優れているかを直接比較した報告はないが，一般的にブドウ球菌に対して抗菌活性が強く安全性の高いCEZが第一選択薬として使用されている（**I2H00088**, **EV level II**）[2]．

ガイドラインの初版では，SSI発生予防にペニシリン系薬が劣るとのエビデンスがないことより，予防投与する抗菌薬として第一および第二世代セフェム系薬とペニシリン系薬を推奨した．日本化学療法学会，日本感染症学会，臨床微生物学会のJapanese Surveillance Committeeが，2010年4月から12月に日本の27施設か

ら収集したSSIの原因菌702株に対する薬剤感受性率を報告している（I2H00089, **EV level 10**）[3]. MSSA（40株）に対する感受性率はCEZ, SBT/ABPCともに100%であるが，ABPCは47.5%と低値である．黄色ブドウ球菌がペニシリナーゼを産生するため，ペニシリナーゼ抵抗性ペニシリンなら問題はないが，日本では製薬会社の都合により製造中止となった．このような現状では，SSI発生予防のために第一選択とする抗菌薬として従来の広域ペニシリンを推奨することはできない．一方，β-ラクタマーゼ阻害薬配合ペニシリンならMSSAに対する感受性率は100%と良好であるが，整形外科領域における予防投与に関して質の高いエビデンスはない．したがって，整形外科領域の清潔手術においてSSI発生予防のために適した抗菌薬として，第一および第二世代セフェム系薬を推奨する．

セフェム系薬にアレルギーを持つ場合はβ-ラクタム系薬アレルギーの可能性が高い．厚生労働省医薬食品局提供：医薬品・医療用具等安全性情報No.206では類似抗菌薬の投与は原則禁忌としている（I2R00006, **EV level 11**）[4]. セフェム系薬にアレルギーの場合のSSI発生予防のための抗菌薬はCLDM（クリンダマイシン）またはVCM（バンコマイシン）の点滴静注が推奨される（I2H00088, **EV level 11**）[2]. CLDMはβ-ラクタム系薬でなくMSSAに対する感受性率は100%であり（I2H00090, **EV level 11**）[5]，骨への組織移行も良好である．VCMはMRSAのハイリスク症例などには有効性は高いが，MSSAに対する抗菌力は劣るとされており，注意が必要である．CQ 10「抗MRSA薬の予防投与の適応は」で詳述する．

文　献

1) IF01439　Bryan CS et al：Cefazolin versus cefamandole for prophylaxis during total joint arthroplasty. Clin Orthop Relat Res (228)：117-122, 1988

2) I2H00088　Bratzler DW et al：Clinical practice guidelines for antimicrobial prophylaxis in surgery. Am J Health Syst Pharm **70** (3)：195-283, 2013

3) I2H00089　Takesue Y et al：Nationwide surveillance of antimicrobial susceptibility patterns of pathogens isolated from surgical site infections (SSI) in Japan. J Infect Chemother **18** (6)：816-826, 2012

4) I2R00006　厚生労働省医薬食品局：注射用抗生物質製剤等によるショック等に対する安全対策について．医薬品・医療用具等安全性情報 Pharmaceuticals and Medical Devices Safety Information No.206, 2004　Available at http://www.mhlw.go.jp/houdou/2004/10/h1028-2a.html

5) I2H00090　Darley ES et al：Antibiotic treatment of gram-positive bone and joint infections. J Antimicrob Chemother **53** (6)：928-935, 2004

Clinical Question 10

抗MRSA薬の予防投与の適応は

要 約

Grade I ルーチンの抗MRSA薬の予防投与を推奨することはできない．抗MRSA薬の予防投与の適応に関しては複数のエビデンスがあり，結論は一様ではない．

背景・目的

近年，MRSAやMRSEによるSSIが増加している．抗MRSA薬の乱用は，新たな耐性菌を誘導するため戒めるべきであるが，このような現状において感受性のないセフェム系薬の予防投与のみでよいのであろうか．抗MRSA薬の予防投与の適応について文献的に考察する．

解 説

日本整形外科学会学術研究プロジェクト調査によると，SSIの原因菌のうちMRSAやMRSEによるものが人工関節置換術で46％，脊椎instrumentationでは44％と4割以上を占めている（I2H00085，**EV level 10**）[1]．このようにMRSAやMRSEによるSSIが増加している現状において，抗MRSA薬の予防投与の適応はないのであろうか．

予防投与としてのセフェム系薬とTEIC（テイコプラニン）を比較した1998年の報告がある．これはTEICの抗MRSA作用というより，半減期が長いことを利用してTEICの単回投与とセフェム系薬の複数回投与を比較した4編の論文のmeta-analysisである．セフェム系薬の複数回投与群とTEIC単回投与群の2群間でSSI発生率，安全性に有意差はなかったと報告している（OR 1.049, 95% CI 0.076〜14.490）（IF00578，**EV level 1**）[2]．SSIの原因菌においてMSSAかMRSAかの記載はなく，TEIC投与群でMRSAによるSSIが減少したとの報告ではない．1990年代の報告で，現在のようにMRSAによるSSIが多い時代ではなく，背景が異なる時代の報告である．

CDCのガイドラインではVCM（バンコマイシン）を予防投与に常用すべきではないが，MRSAによる縦隔洞炎やMRSEによるSSIが術後多発する場合など，ある一定の条件下ではVCMを予防的に投与してもよいとしている．しかし，根拠はなく，その投与基準は明らかではないともしている（IF01601，**EV level 11**）[3]．本ガイドラインの初版でも予防投与に抗MRSA薬を常用すべきではないとしている．

SSIの原因菌の由来に関して，整形外科以外の手術ではあるが，遺伝子分析によりSSIの原因菌（黄色ブドウ球菌）の84.6％が鼻腔の黄色ブドウ球菌と同一であったとの報告がある（I2H00108，**EV level 10**）[4] しかし，整形外科手術のSSIの原因菌の由来に関してはエビデンスがない．このような現状ではあるが，近年整形外科

領域でも鼻腔にMRSAを保菌しているとSSIのリスクが高まるとの報告がみられる（I2F00388，**EV level 5**）[5]．MRSAの保菌の有無を調べるには，入院患者全体を調べるuniversal screeningと，ハイリスクの患者や手術などに限って行うtargeted screeningの2つの方法がある．前者は業務量やコストの面から現実的ではない．後者はどのような患者をtargeted screeningの対象にするかが問題となる．また，鼻腔のscreeningだけでよいのかという問題もある．National Surgical Infection Prevention Projectの勧告では，エビデンスは示していないがMRSAを保菌している症例に抗MRSA薬の予防投与を考慮するとしている（I2H00109，**EV level II**）[6]．MRSAの保菌のscreeningに関しては，The Society for Healthcare epidemiology of America（SHEA）のガイドライン（I2H00110，**EV level II**）[7]に従い，MRSAの保菌のリスクが高いICUの患者，介護施設の入所者，直近に入院や抗菌薬を使用したことのある患者にtargeted screeningを行うとしている．しかし，整形外科領域の領域では，MRSAの保菌のリスクが高いとされるこれらの患者に人工関節置換術や脊椎instrumentationなどの手術を行うことは少なく実用的ではない．このように，MRSAを保菌している患者に対して抗MRSA薬の予防投与を行うとの方法は，現時点ではいろいろな未解決の問題がある．

　術前の鼻腔の除菌に関しては前述した．近年，心臓外科および整形外科領域の手術において，鼻腔などの除菌，抗MRSA薬の予防投与，および両者併用の3種類の方法のSSI発生予防効果（39編）を比較したmeta-analysisの結果が報告された．除菌によりMRSAを含めた黄色ブドウ球菌のSSIは有意に減少したとし，手術患者全例の鼻腔の除菌の場合（11編）はpooled relative risk 0.40（95% CI 0.29〜0.55），黄色ブドウ球菌の保菌者に対してのみ鼻腔の除菌を行った場合（6編）はpooled relative risk 0.36（95% CI 0.22〜0.57），鼻腔と皮膚の除菌を行った場合（6編）はpooled relative risk 0.29（95% CI 0.19〜0.44）としている．一方，抗MRSA薬の予防投与の場合（15編）は，β-ラクタム系薬と比較してMRSAのSSIが有意に減少（pooled relative risk 0.40，95% CI 0.20〜0.80）したが，MSSAのSSIは有意差はないが増加した（pooled relative risk 1.47，95% CI 0.91〜2.38）としている．さらに，MRSA保菌者に対してのみ除菌と抗MRSA薬の予防投与を併用した場合（7編）は，グラム陽性菌によるSSIが有意に減少したとしている（pooled relative risk 0.41，95% CI 0.30〜0.56）．これらの結果より，MRSA保菌者に対しては，鼻腔の除菌と従来のβ-ラクタム系薬に抗MRSA薬を加えた予防投与の併用を勧めている（I2H00111，**EV level 1**）[8]．

　一方，保菌の有無ではなく易感染性宿主に抗MRSA薬を投与するとの考えがある．脊椎instrumentationにおいてハイリスク症例（糖尿病，ステロイド使用，術前1ヵ月以上の長期入院，透析，鼻腔または手術部位のメチシリン耐性菌保菌患者，免疫抑制状態にある易感染性例）に対するVCMの予防投与の有用性についての検討（I2J00477，**EV level 5**）[9]では，ハイリスク群にはVCMを投与し，それ以外の症例には抗MRSA薬以外の抗菌薬を予防投与した．このような投与基準に基づく2006年以降の149例と，抗MRSA薬をまったく投与しない2003年以前の264例の深部SSI発生率を比較した．その結果2006年以降，全SSI発生率，メチシリン耐性菌によるSSI発生率ともに減少したが有意差は認められなかったとしている．その理由として，症例数が少なかったことをあげている．脊椎手術患者を糖尿病，悪性

腫瘍, アトピー性皮膚炎, 神経原性側弯症を伴うかステロイドを内服しているハイリスク群と, これらを伴わない非ハイリスク群の2群に大別した報告がある. 2007 ～ 2008年の810例では, 両群とも予防投与はPIPC（ピペラシリン）, CEZ（セファゾリン）, FMOX（フロモキセフ）の3剤から選択し, 2009 ～ 2010年の875例では, ハイリスク群（105例）に対してはTEICを投与し, 非ハイリスク群（770例）に対しては前述の3剤から選択した. SSI発生率は, 2007 ～ 2008年は18例（2.2%）, 2009 ～ 2010年は17例（1.9%）で同等であった. 2007 ～ 2008年のハイリスク群の感染率は13.8%（11/80例）で, 非ハイリスク群の1.0%（7/730例）と比較して有意に高かった（$p<0.001$）. 一方, TEICの予防投与を行った2009 ～ 2010年のハイリスク群の感染率は3.8%（4/105例）に低下し, 同期間の非ハイリスク群の1.7%（13/770例）と比較して有意差を認めなかったと報告している. また, 2007 ～ 2008年の原因菌は, MRSA 5例, MRSE 4例, 不明4例, その他5例, 2009 ～ 2010年はMRSE 10例, 多剤耐性緑膿菌1例, 不明2例, その他4例であった. このように, ハイリスク症例に対するTEICの予防投与によってMRSA感染例は認められなくなり, その有効性を報告している（I2H00007, **EV level 5**）[10]. MRSEのSSIが増加したのは, TEICに対して感受性の低いMRSEが存在するためと推測される.

　一方, 骨・関節手術を含む報告では, 人工関節置換術（股関節10,973例, 膝関節7,369例）, 心臓バイパス手術4,205例の計22,549例において, VCM単独投与（1,610例）とβ-ラクタム系薬単独投与（20,939例）におけるSSI発生予防効果を比較した報告がある. 両群間に有意差は認められず, VCM単独投与群ではMSSAによるSSIのリスクが有意に高まるとの結果であった（I2H00112, **EV level 5**）[11]. また, 初回人工股・膝関節置換術のうちハイリスク症例を除外した435例において, CXM（セフロキシム）, 2種類の抗MRSA薬（fusidic acid, VCM）の予防投与の有用性について検討したRCTがある（I2F00354, **EV level 2**）[12]. 3群間で深部SSI発生率に有意差は認められず, ハイリスク症例を除外した非ハイリスク症例においては抗MRSA薬の有用性は認められなかったとの結果であった. これら報告を含め, 抗MRSA薬の予防投与の有効性が示されなかった報告の大多数は, MRSAの保菌の有無や易感染性宿主か否かを考慮せずに抗MRSA薬投与群とセフェム系薬投与群に割り振られている. 今後は, MRSA保菌者, あるいは易感染性宿主などのハイリスク症例に抗MRSA薬を投与し, その有用性の有無について検討する必要があると思われる.

　抗MRSA薬を予防投与する際, VCMは治療薬物モニタリング（TDM）が必要であり, 有効血中濃度を得るための投与量の設定が難しく, TEICはローディングが必要で有効血中濃度に達しにくいなどの問題点がある. また, VCMはMSSAに対する抗菌力が劣るとされている. 事実, VCM単独投与群ではMSSAによるSSIのリスクが有意に高まったとの報告がある（I2H00112, **EV level 5**）[11]. VCMを予防投与する際は, MSSAやグラム陰性桿菌をターゲットとしてセフェム系薬の併用が必要と考えられる. このように予防投与に用いる抗MRSA薬の選択, TDMが必要な抗MRSA薬では有効血中濃度を得るための投与量, 投与法の設定など, 課題は多い.

　抗MRSA薬の予防投与の適応に関しては, MRSAの保菌者とする考え方と, 保菌の有無ではなく易感染性宿主とする2つの考え方がある. 前者はMRSAの保菌

の有無をどの部位でどのように確認するかなどの未解決の問題があり，後者はエビデンスが十分ではない．鼻腔や皮膚の除菌と抗MRSA薬の予防投与との併用を推奨する意見もあり，今後の研究が待たれる．

文献

1) I2H00085　山本謙吾ほか：インプラント感染　その予防と対策—インプラント感染の疫学—インプラント手術における手術部位感染の疫学．整・災外 53 (5)：419-425, 2010

2) IF00578　Periti P et al：Antimicrobial prophylaxis in orthopaedic surgery：the role of teicoplanin. J Antimicrob Chemother 41 (3)：329-340, 1998

3) IF01601　Mangram AJ et al：Guideline for prevention of surgical site infection, 1999：Hospital Infection Control Practices Advisory Committee. Infect Control Hosp Epidemiol 20 (4)：250-278, 1999

4) I2H00108　Perl TM et al：Intranasal mupirocin to prevent postoperative Staphylococcus aureus infections. N Engl J Med 346 (24)：1871-1877, 2002

5) I2F00388　Yano K et al：Positive nasal culture of methicillin-resistant Staphylococcus aureus (MRSA) is a risk factor for surgical site infection in orthopedics. Acta Orthop 80 (4)：486-490, 2009

6) I2H00109　Bratzler DW et al：Antimicrobial prophylaxis for surgery：an advisory statement from the National Surgical Infection Prevention Project. Am J Surg 189 (4)：395-404, 2005

7) I2H00110　Muto CA et al：SHEA guideline for preventing nosocomial transmission of multidrug-resistant strains of Staphylococcus aureus and enterococcus. Infect Control Hosp Epidemiol 24 (5)：362-386, 2003

8) I2H00111　Schweizer M et al：Effectiveness of a bundled intervention of decolonization and prophylaxis to decrease Gram positive surgical site infections after cardiac or orthopedic surgery：systematic review and meta-analysis. BMJ 346：f2743, 2013

9) I2J00477　山崎隆志ほか：脊椎インストゥルメンテーション手術におけるバンコマイシンの予防投与の試み．整形外科 61 (3)：255-259, 2010

10) I2H00007　渡辺航太ほか：周術期予防的抗菌薬投与による脊椎術後創部感染対策．日整外会誌 86 (3)：S641, 2012

11) I2H00112　Bull AL et al：Impact of vancomycin surgical antibiotic prophylaxis on the development of methicillin-sensitive staphylococcus aureus surgical site infections：report from Australian Surveillance Data (VICNISS). Ann Surg 256 (6)：1089-1092, 2012

12) I2F00354　Tyllianakis ME et al：Antibiotic prophylaxis in primary hip and knee arthroplasty：comparison between cefuroxime and two specific antistaphylococcal agents. J Arthroplasty 25 (7)：1078-1082, 2010

Clinical Question 11
術野に使用する洗浄液に抗菌薬を入れることは有用か

	要 約
Grade I	整形外科領域における手術において，抗菌薬を含有した生理食塩水（生食）で術野を洗浄することによりSSI発生率が低下するとした報告はない．

背景・目的

生食により術野を洗浄することは日常の手術においてよく行われている．その際，洗浄液に抗菌薬を含有させるかどうかについては議論のあるところである．抗菌薬含有生食で術野を洗浄することによりSSI発生率が低下するかどうか，文献的に検討する．

解　説

整形外科領域における手術において，抗菌薬含有生食で術野を洗浄することの有効性を検討した臨床研究は少ない．整形外科領域の466例の手術において，0.1% FRM (neomycin) 含有生食による洗浄群のSSI発生率は4.4%，生食単独による洗浄群においては5.1%で，両群間に有意差はなかったとの報告がある (**IF01385**, **EV level 6**)[1]．

一方，抗菌薬含有洗浄液の効果を知るために，術後，創部および血中の抗菌薬濃度を測定し，抗菌薬非含有洗浄液使用群と比較検討した報告がある．手術終了直前に生食500mL中にCMD (cefamandole) 5gを溶解したもので洗浄したA群（10例）と，生食500mLのみを用いたB群（7例）に分けた検討では，手術終了後は両群とも術後30分よりCMD 2gを点滴静注し，以後6時間ごとに投与を行い，創部からのドレーン排液および点滴を行っている四肢の反対側から採取した静脈血中の抗菌薬濃度を経時的に測定した．A群の血中濃度はB群に比して有意に高い濃度が維持されており，抗菌薬が創内から血中へ移行したためと考察されている．また，排液中の濃度はA群では術直後より極めて高い濃度を維持しており，術後7時間まで漸減したとされている．しかし，全身投与のみでも黄色ブドウ球菌，表皮ブドウ球菌のMIC_{80}を上回る血中および排液中濃度が得られるともされている (**IJ00178**, **EV level 7**)[2]．したがって，洗浄液に抗菌薬を含有させる意義については明らかではない．

さらに，ステンレス製皮質骨螺子の表面に付着したブドウ球菌を除去するのに効果的な洗浄液と洗浄法を実験的に検討した報告がある．その結果，生食単独と抗菌薬［バシトラシン (BC)・フラジオマイシン (FRM)，ポリミキシンB (PL-B) 単独あるいは組み合わせ］含有生食間に有意差はなく，ジェット洗浄が最も効果的であったとされている (**IF01125**, **EV level 11**)[3]．すなわち，洗浄の効果は機械的効

果が主とされている．

　以上のように，抗菌薬含有生食による創部の洗浄が術後創部および血中の抗菌薬濃度を高めるという報告はあるが，SSI発生率を低下させるとした報告はない．

文　献

1) **IF01385**　Dirschl DR et al：Topical Antibiotics irrigation in the prophylaxis of operative wound infections in orthopedic surgery. Orthop Clin North 22-A (3)：419-426, 1991
2) **IJ00178**　正富　隆ほか：Cefamandoleによる創部洗浄の効果．日骨関節感染会誌 1：19-21, 1987
3) **IF01125**　Anglen JO et al：The efficacy of various irrigation solutions in removing slime-producing Staphylococcus. J Orthop Trauma 8 (5)：390-396, 1994

第4章 術後での感染予防のための対処・管理

はじめに

術後におけるSSI発生予防のための対処と管理について，整形外科関連手術に関した論文を検索し，作成が可能であったCQは以下のとおりであった．

CQ 1. SSIの有無を判定するための有用な検査法はあるか
CQ 2. 術後のドレナージとその管理について，
 a. 術後ドレナージはSSI発生予防に有用か
 b. 術後創部のドレーンの留置期間は
CQ 3. 高頻度に感染をきたす創外固定用ピンのSSI発生予防のために術後どのような対応・管理がよいか
 a. 創外固定用ピン刺入部の清潔処置は毎日行うべきか
 b. 創外固定用ピン刺入部は清潔な被覆材で覆っておくべきか
 c. 創外固定用ピン刺入部の清潔処置に消毒薬は必要か
 d. 消毒薬として何がよいか
 e. 創外固定用ピン刺入部に感染が疑われた場合の対処はどうするか
CQ 4. 術後の創処置について消毒および被覆は必要か
CQ 5. 術後創部に対する湿潤閉鎖療法（ハイドロコロイドドレッシング材）はSSIを減少させるか

　今回の改訂では，新たに術後の創処置に対するCQを設定した．術後の創の処置はどのように行うべきかは，われわれの日常診療で知りたい事項である．近年創傷治癒に湿潤環境が有利な条件であることから様々な創処置法や創傷被覆材が使用可能となってきているが，明らかにSSIを減少させるとした明らかなエビデンスはない．しかし，これらについて得られている知見を検討し記載した．

本章のまとめ

　SSIの診断では，特に人工関節置換術後などの深部SSIでは，感染を疑わせる症状や所見が軽微でその診断に難渋することも多い．
　そこで，SSIの診断に有用な検査法があるかどうかこれまでの文献を検討したが，明らかな有用性を持つ方法はない．現在も術野や全身状態の観察が重要で，白血球数，赤沈，CRPなどの検査所見を考慮し総合判断せざるを得ない状況である．特にCRP値についてはSSIの予測に役に立つようであるが，術後の変動も大きく正常値に復するまで時間を要することから，CRPの絶対値をもってSSIの有無を判定することは困難である．白血球ラベルシンチグラフィや ^{18}F-FDG PETなどの画像検査の有用性が報告されている．いずれも病変をよく描出するが特異性に欠け，その適応は確立されていない．しかし，近年 ^{18}F-fluoride PETが感染と無菌性ゆる

みの鑑別に有用であるなどの報告もみられており，この分野では今後さらなる知見が得られる可能性がある．

　術後ドレナージはSSI発生予防に有用であるかどうかについては，複数のエビデンスがあるが一様でない．閉鎖性吸引ドレナージの設置は，血腫形成やそれに伴う創癒合不全や神経圧迫などの合併症の回避の目的もありSSI発生予防のみが目的ではないことから，手術部位や術式による手術侵襲により総合的に判断されるべきである．最近の整形外科手術においてドレナージの有用性を支持する論文は少なく，使用するのであれば閉鎖性吸引ドレナージを行い，留置期間は術後できるかぎり短期間として早期に抜去することが勧められている．

　高頻度に感染をきたす創外固定用ピンのSSI発生予防のために術後どのような対応・管理がよいかについて検討した．ピン刺入部を清潔にし，注意深く観察し早期に対応すればpin-track infectionの発生の危険性を低くなるのではないかと推察できるが，その方法や頻度については一様な結論は得られていない．

　また，術後の創の処置における消毒および被覆の必要性と湿潤閉鎖療法（ハイドロコロイドドレッシング材）について検討した．整形外科手術は清潔手術であり，創は一次縫合されることからも，創部からの出血，滲出液などがみられず，創部のバリアが完成していれば必ずしも創処置を必要としない可能性はある．現在のところ，整形外科関連において，術後創部被覆材としてのハイドロコロイドドレッシング材は湿潤環境を維持し創傷治癒に対し有利なものと考えられているが，SSI発生を減少させる明らかなエビデンスはない．

　SSI発生予防のための術後の管理についてはまだまだエビデンスが少ないが，検査法や画像診断の進歩や創傷被覆材の発展により，これからより質の高い臨床研究が待たれる．

Clinical Question 1

SSIの有無を判定するための有用な検査法はあるか

要約	
Grade B	SSIの有無を判定するため，術野および全身状態の観察は重要である．
Grade B	人工関節置換術後のSSIの有無を判定するために，経時的なCRP検査は有用であるが，CRPの絶対値をもってSSIの有無を判定することは困難である．
Grade I	人工関節置換術後のSSIの有無を判定するために各種核医学検査が有用である可能性については複数のエビデンスがあり，結論は一様ではない．

背景・目的

SSIの診断を確定することは困難なことがある．特に人工骨頭置換術や人工関節置換術の術後の臨床症状が軽微であり，SSIであるか否か，このまま症状が改善していくのかどうかの判断に難渋する．できるだけ早期にSSIであることが診断できれば，その後の治療方針が決定できる．そこでSSIの診断にどのような方法が有用であるかを検討した．

解説

術後創部の観察や発熱などの全身症状の有無を十分観察することがSSIの有無の判断に重要であることは，日常診療の現場で常に指導されてきている．しかし，これらの重要性を裏づける報告が非常に少ない．整形外科領域での報告から検索してみると，人工関節置換術後の創部を48～72時間ごとの注意深い観察により，SSI発生率が減少したという報告（**IF01062，EV level 7**）[1]と，人工関節置換術後の熱型は術後1日目に最も高熱となり術後5日には正常に戻る，人工関節置換術後の発熱は正常の反応であり，SIRS（**表1**）の徴候がない限りさらなるSSIの有無の検討を行う必要はない，という報告（**IF00411，EV level 6**）[2]があり，術野や全身状態の観察が重要であることを示唆している．また，CDCのGuideline for Prevention of Surgical Site Infectionでも，SSIの検出には医師による術野の直接観察が最

表1 SIRS (systemic inflammatory raction syndrome：全身性炎症反応症候群)

侵襲に対する全身性炎症反応で，以下の4項目のうち2項目以上が該当する場合をいう．
1. 体温＞38℃または＜32℃
2. 心拍数＞90/分
3. 呼吸数＞20/分またはPaCO$_2$＜32 mmHg
4. 白血球数＞12,000/μL，または＜4,000/μL，または未熟好中球＞10%

も正確な方法であると述べている（**IF01601**，**EV level 11**）[3]．したがって，術後の創観察は怠るべきではない．

　術後の血液生化学的検査がSSIの診断に有用であるかどうかについては，脊椎手術後の椎間板炎の診断に赤沈，白血球数は有用ではない（**IF01268**，**EV level 6**）[4]，またCRPも有用ではない（**IF01156**，**EV level 5**）[5]という報告がある．しかし，人工関節置換術後のSSIについては，人工関節置換術を受ける患者には易感染性宿主が多く，自・他覚症状が軽微で術後比較的長期間経過してから発症することも多く，SSIの診断にCRPは有用であるという報告が多い．通常，人工膝関節置換術後のCRP値は6週以内に基準値に戻るので，この時期のCRP値はSSIであるかどうかの判定に有用である（**IF00129**，**EV level 9**）[6]．また，人工関節置換術後のCRP値は術後3日目で最も高値となり，その後低下してくる．術後60日を過ぎても異常値を示す場合は，SSIを疑い検討するべきである（**IF00189**，**EV level 7**）[7]．人工関節置換術後のCRP値が術後1週で7.0mg/dL，2週で3.0mg/dL，3週で1.0mg/dLと，3週間にわたって基準値より高値であったのは，SSIの症例以外はなかった（**IJ00169**，**EV level 7**）[8]．したがって，人工関節置換術後のSSIの予測にはCRP値は役に立つようである．

　しかし，脊椎手術1,156例の術後3日目，7日目，14日目でCRP値の標準値を術式ごとに検討した報告では，術後3日目で8.46〜20.75mg/dL，術後7日目で1.05〜6.41mg/dL，術後14日目で0.67〜4.34mg/dLと大きく異なることから，CRPの絶対値をもってSSIの有無を判定することは困難であるとしている（**I2J00163**，**EV level 9**）[9]．

　術後創部に留置されたドレーンからの排液の細菌検査では，整形外科領域の汚染手術では，菌を検出できればその後のSSI発生を予測するうえで有用であるが，整形外科領域の清潔手術では，菌を検出してもSSI発生を予測できない（**IF00023**，**EV level 9**）[10]．また，抜去したドレーンの先端の培養はSSIの徴候を知る手がかりになるという報告もあるが（**IF01042**，**EV level 7**）[11]，一方，細菌が認められてもSSIとならないものもあり，その発症を予測できない[（**IF00411**，**EV level 6**）[2]，（**I2F01975**，**EV level 9**）[12]]という報告もある．

　このようにSSI発生を早期から予測できる有用な検査はないのが現状のようであり，このことについては今後研究が必要である．

　画像検査としては，白血球ラベルシンチグラフィ（^{99m}Tc-sulesmob）は，整形外科的感染症に対する感度85％，特異度77％との報告がある（**IF00102**，**EV level 7**）[13]．人工関節周囲感染において感度100％，特異度20％との報告があり，より確実な診断には^{99m}Tc-nanocolloidの併用が有用であるとしている（**I2H00082**，**EV level 5**）[14]．

　^{111}In-labeled nonspecific human immunoglobulin G シンチグラフィは，骨・関節感染症および人工関節置換術後の感染症の診断に，感度97％，特異度85％であった（**IF01351**，**EV level 9**）[15]．さらに^{99m}Tc-HMPAO白血球ラベルシンチグラフィは人工関節置換術後の感染症の診断に，感度96％，特異度30％であった（**I2F01498**，**EV level 5**）[16]．

　これらの白血球ラベルシンチグラフィは，感度は良好であるが特異度に劣り，また手技的にも実施可能な施設が限られていることから臨床的な有用性には限界がある．

^{18}F-FDG PETは人工関節置換術後の感染か緩みかを鑑別するうえで，両者間に集積像の差があり，SSIの診断と両者間の鑑別に有用である（**IF00103**, **EV level 7**)[17]との報告がある．その鑑別診断には，Chryssikosらは感度85％，特異度93％，Kobayashiらは，感度95％，特異度88〜98％であったとして有用性が報告されている［（**I2H00083**, **EV level 5**)[18]，（**I2F00484**, **EV level 5**)[19]］．しかし，^{111}In-labeled leukocyte/^{99m}Tc-sulfur colloid marrow imagingに比して^{18}F-FDG PETは診断正確さに劣るとの報告もある（**I2H00084**, **EV level 5**)[20]．さらに，^{18}F-FDG PETは感染に対して100％の感度を持つが，特異度は低く感染か緩みかを鑑別することはできないとの報告もある（**I2F00881**, **EV level 5**)[21]．

　これらの画像検査はいずれも病変をよく描出するが特異性に欠け，まだ限度がありその適応は確立されておらず，今後さらなる研究の積み重ねが必要である．

文献

1) **IF01062**　Taylor S et al：Wound infection in total joint arthroplasty：effect of extended wound surveillance on wound infection rates. Can J Surg **37**（3）：217-220, 1994

2) **IF00411**　Shaw JA et al：Febrile response after knee and hip arthroplasty. Clin Orthop Relat Res（367）：181-189, 1999

3) **IF01601**　Mangram AJ et al：Guideline for prevention of surgical site infection, 1999：Hospital Infection Control Practices Advisory Committee. Infect Control Hosp Epidemiol **20**（4）：250-278, 1999

4) **IF01268**　Iversen E et al：Prognosis in postoperative discitis：a retrospective study of 111 cases. Acta Orthop Scand **63**（3）：305-309, 1992

5) **IF01156**　Huber A et al：Peri-operative elastase-alpha-1 proteinase inhibitor in patients with postoperative intervertebral discitis. Acta Neurochir（Wien）**120**（3-4）：150-154, 1993

6) **IF00129**　Lonner JH：Identifying ongoing infection after resection arthroplasty and before second-stage reimplantation. Am J Knee Surg **14**（1）：68-71, 2001

7) **IF00189**　Moreschini O et al：Postoperative physiopathological analysis of inflammatory parameters in patients undergoing hip or knee arthroplasty. Int J Tissue React **23**（4）：151-154, 2001

8) **IJ00169**　阿久津みわほか：股・膝関節における人工挿入物置換術後のCRP値の検討．東日整災外会誌 **16**（4）：565-568, 2004

9) **I2J00163**　出口正男ほか：脊椎手術における術後炎症性マーカーの標準値．中部整災誌 **51**（4）：631-632, 2008

10) **IF00023**　Bernard L et al：The value of suction drainage fluid culture during aseptic and septic orthopedic surgery：a prospective study of 901 patients. Clin Infect Dis **34**（1）：46-49, 2002

11) **IF01042**　Girvent R et al：The clinical significance of suction drainage cultures. Acta Orthop Belg **60**（3）：290-292, 1994

12) **I2F01975**　Weinrauch P：Diagnostic value of routine drain tip culture in primary joint arthroplasty. ANZ J Surg **75**（10）：887-888, 2005

13) **IF00102**　Ryan PJ：Leukoscan for orthopaedic imaging in clinical practice. Nucl Med Commun **23**（8）：707-714, 2002

14) **I2H00082**　Sousa R et al：Diagnostic accuracy of combined 99mTc-sulesomab and 99mTc-nanocolloid bone marrow imaging in detecting prosthetic joint infection. Nucl Med Commun **32**（9）：834-839, 2011

15) IF01351　Oyen WJ et al：Diagnosis of bone, joint, and joint prosthesis infections with In-111-labeled nonspecific human immunoglobulin G scintigraphy. Radiology **182** (1)：195-199, 1992

16) I2F01498　Segura AB et al：What is the role of bone scintigraphy in the diagnosis of infected joint prostheses? Nucl Med Commun **25** (5)：527-532, 2004

17) IF00103　Manthey N et al：The use of［18F］fluorodeoxyglucose positron emission tomography to differentiate between synovitis, loosening and infection of hip and knee prostheses. Nucl Med Commun **23** (7)：645-653, 2002

18) I2H00083　Kobayashi N et al：Use of F-18 fluoride PET to differentiate septic from aseptic loosening in total hip arthroplasty patients. Clin Nucl Med **36** (11)：e156-e161, 2011

19) I2F00484　Chryssikos T et al：FDG-PET imaging can diagnose periprosthetic infection of the hip. Clin Orthop Relat Res **466** (6)：1338-1342, 2008

20) I2H00084　Love C et al：Diagnosing infection in the failed joint replacement：a comparison of coincidence detection 18F-FDG and 111In-labeled leukocyte/99mTc-sulfur colloid marrow imaging. J Nucl Med **45** (11)：1864-1871, 2004

21) I2F00881　Delank KS et al：The implications of 18F-FDG PET for the diagnosis of endoprosthetic loosening and infection in hip and knee arthroplasty：results from a prospective, blinded study. BMC Musculoskelet Disord **7**：20, 2006

Clinical Question 2

術後のドレナージとその管理について，
a. 術後ドレナージは SSI 発生予防に有用か
b. 術後創部のドレーンの留置期間は

要 約	
Grade I	術後ドレナージは SSI 発生予防に有用であるかどうかについては，複数のエビデンスがあるが一様でない．
Grade A	吸引ドレナージを行うならば 48 時間以内の早期に抜去すべきである．

背景・目的

術後創部に血腫を形成したり死腔が存在すると，手術創の治癒の遅れや SSI が発生しやすいことから，術後創部の血液や滲出液の排液を目的としてドレーンが使用されている．一方，ドレーンは外部から手術部位深層への導管にもなり汚染されるので，ドレーンの使用については否定的な報告も多い．それにもかかわらず，現在でも習慣的にあるいは予想される血腫形成を予防しようと使用されている．そこで整形外科領域手術において，ドレーンの留置が SSI 発生予防のために有用であるのかどうかを知るために，1992 年以後の論文を検索し検討した．

解 説

創部に血腫形成があるとそこに感染が起こりやすいことは，1992 年以前の報告でもいわれていたことであったが，今回検討したすべての論文でも同様の見解が示された．

ドレナージに人工関節置換術後の血腫形成を抑制する効果があるかどうかについて検討した論文では，抑制効果がある (**IF01613**, **EV level 4**)[1] と効果なしとで結論が二分している (**IF01614**, **EV level 4**)[2]．

SSI 発生予防にドレナージが有用であるかどうかについては，両側同時に人工膝関節置換術を行い，片側に吸引ドレーンを留置し反対側にはドレーンを留置しなかった症例の検討では有意差はないものの，深部 SSI はドレーンを設置しなかった創に多くみられたことから，吸引ドレナージは創の合併症や SSI 発生予防に有用であるという論文がある (**IF00551**, **EV level 4**)[3]．

しかしながら，人工関節置換術を含む多種の整形外科手術後に閉鎖性吸引ドレナージを行った場合と行わなかった場合との比較検討では，血腫形成や SSI 発生率について有意差はなく，必ず閉鎖性吸引ドレナージを行うことを勧める，あるいは否定する十分な根拠はないとされている (**IF00162**, **EV level 3**)[4]．日本整形外科学会学術研究プロジェクト調査においても人工関節手術・脊椎 instrumentation 手術ともにドレーンの有無による感染率に有意差を認めていなかった (**I2J00211**, **EV level 10**)[5]．また，人工関節置換術に限った症例の検討でも［(**IF00247**, **EV** level 5)[6]，(**IF00352**, **EV level 5**)[7]，(**IF01609**, **EV level 1**)[8]]．四肢や骨盤の骨折手術症例の検討においても (**IF00613**, **EV level 2**)[9]，また脊椎手術症例においても (**IF00885**, **EV level 2**)[10]，吸引ドレナージはSSI発生率や血腫形成や創の合併症について，使用しない場合と比べて差はなく，不要な行為であり行う必要はないという，閉鎖性吸引ドレナージの有用性に否定的な論文がむしろ多い．さらには，人工股関節置換術に閉鎖性吸引ドレナージを行った症例と行わなかった症例とを比較し，両症例とも深部SSI発生はなかったが，表層SSIは閉鎖性吸引ドレナージを行った症例のほうに有意に多く発生していたので，閉鎖性吸引ドレナージに利点はなく，もし使用するのであれば術後出血が予想されるような症例に限って行い，習慣的に使用すべきではないと述べている論文もある (**IF01347**, **EV level 6**)[11]．

閉鎖性吸引ドレナージの設置は，血腫形成やそれに伴う創癒合不全や神経圧迫などの合併症の回避の目的もあり，SSI発生予防のみが目的ではないことから，手術部位や術式による手術侵襲により総合的に判断なされるべきである．

ドレーンの留置期間については，日本整形外科学会学術研究プロジェクト調査において人工関節手術・脊椎instrumentation手術ともに感染群の留置期間が非感染群に比し有意に長かった (**I2J00211**, **EV level 10**)[5]．人工関節置換術後の閉鎖性吸引ドレナージによる排液量は，術後24時間で89％の症例で，また36時間で100％の症例で排液をしなくなっていたので，ドレーン抜去は術後24時間以内に行うことができる (**IF01199**, **EV level 7**)[12]．人工膝関節置換術後5〜7日以上続くドレナージは，その後排液が自然に止まることはなく，観血的対応が必要である (**IF00107**, **EV level 10**)[13]．人工関節置換術後のドレーンの留置期間が5日以上になると表層SSI発生率が高くなり，深部SSI発生率も同様に高くなる (**IF00086**, **EV level 5**)[14]．人工関節置換術の閉鎖性吸引ドレナージによって，排液量は術後経時的に少なくなってくるが，ドレーンを経時的に抜去しその先端を培養し汚染の具合を比較したところ，術後24時間までは細菌汚染はほとんどなかったが，それ以後は徐々に増加していた．ドレーンそのものがSSIの危険因子であり，人工関節置換術では術後24時間を過ぎたら抜去するべきであり，ドレーン留置期間中は予防的抗菌薬の投与を行ったほうがよい (**IF00971**, **EV level 4**)[15]．金属挿入物を使用した整形外科手術後48時間以上ドレーンを留置していた症例のほうが，24時間で抜去した症例よりも有意に発熱傾向があった (**IF01042**, **EV level 6**)[16]．直視下半月板切除術後に閉鎖性吸引ドレナージを行い，SSIすなわち膝関節の感染症が発症した症例はなかったが，60例中9例にドレーンから細菌が検出された．12時間で抜去したドレーンの細菌の増殖は少ないが，時間の経過とともにその可能性は高まる (**IF01163**, **EV level 4**)[17]．また，人工膝関節症例のSSIの危険因子の検討で，閉鎖性吸引ドレナージは独立した危険因子との報告もある (OR 7.0, 95% CI 95, 2.1〜25.0, $p = 0.0015$) (**I2F01435**, **EV level 6**)[18]．

このように，最近の整形外科手術においてドレナージの有用性を支持する論文は少なく，もし使用するのであれば，術後出血が予想されるような症例に限って行い，習慣的に使用すべきではないようである．そしてまた，使用するのであれば閉鎖性吸引ドレナージを行い，留置期間は術後できるかぎり短期間として早期に抜去することが勧められており，24〜48時間以内であればSSI発生に影響はなさそうである．CDCのGuideline for the Prevention of Surgical Site Infectionでも同様

に，使用するなら閉鎖性吸引ドレーンの使用とドレーンをできるだけ早期に抜去することを強く勧めている（**IF01601**，**EV level 11**）[19]．

一方，術後のドレーンの使用の有用性について疑問を投げかけている論文は多くみられるものの，その使用をまったく否定している論文はほとんどないのも現状である．

文献

1) **IF01613** Holt BT et al：Comparison of closed-suction drainage and no drainage after primary total knee arthroplasty. Orthopedics **20**（12）：1121-1125, 1997
2) **IF01614** Ritter MA et al：Closed wound drainage in total hip or total knee replacement：a prospective, randomized study. J Bone Joint Surg Am **76**（1）：35-38, 1994
3) **IF00551** Kim YH et al：Drainage versus nondrainage in simultaneous bilateral total knee arthroplasties. Clin Orthop Relat Res（347）：188-193, 1998
4) **IF00162** Parker MJ et al：Closed suction surgical wound drainage after orthopaedic surgery. Cochrane Database Syst Rev（4）：CD001825, 2001
5) **I2J00211** 正岡利紀ほか：整形外科術後感染の実態と予防対策—整形外科領域における術後感染の疫学—日本整形外科学会学術研究プロジェクト調査より．臨整外 **44**（10）：975-980, 2009
6) **IF00247** Ashraf T et al：Effectiveness of suction drainage after primary or revision total hip and total knee arthroplasty. Orthopedics **24**（12）：1158-1160, 2001
7) **IF00352** Corpe RS et al：Complications in total knee arthroplasty with and without surgical drainage. J South Orthop Assoc **9**（3）：207-212, 2000
8) **IF01609** Parker MJ et al：Closed suction drainage for hip and knee arthroplasty：a meta-analysis. J Bone Joint Surg Am **86-A**（6）：1146-1152, 2004
9) **IF00613** Lang GJ et al：Efficacy of surgical wound drainage in orthopaedic trauma patients：a randomized prospective trial. J Orthop Trauma **12**（5）：348-350, 1998
10) **IF00885** Payne DH et al：Efficacy of closed wound suction drainage after single-level lumbar laminectomy. J Spinal Disord **9**（5）：401-403, 1996
11) **IF01347** Acus RW et al：The use of postoperative suction drainage in total hip arthroplasty. Orthopedics **15**（11）：1325-1328, 1992
12) **IF01199** Rowe SM et al：Hemovac drainage after hip arthroplasty. Int Orthop **17**（4）：238-240, 1993
13) **IF00107** Dennis DA：Wound complications in TKA. Orthopedics **25**（9）：973-974, 2002
14) **IF00086** Saleh K et al：Predictors of wound infection in hip and knee joint replacement：results from a 20 year surveillance program. J Orthop Res **20**（3）：506-515, 2002
15) **IF00971** Drinkwater CJ et al：Optimal timing of wound drain removal following total joint arthroplasty. J Arthroplasty **10**（2）：185-189, 1995
16) **IF01042** Girvent R et al：The clinical significance of suction drainage cultures. Acta Orthop Belg **60**（3）：290-292, 1994
17) **IF01163** Lindahl J et al：Bacterial contamination and closed suction drainage in open meniscectomy of the knee. Ann Chir Gynaecol **82**（1）：51-54, 1993
18) **I2F01435** Minnema B et al：Risk factors for surgical-site infection following primary total knee arthroplasty. Infect Control Hosp Epidemiol **25**（6）：477-480, 2004
19) **IF01601** Mangram AJ et al：Guideline for prevention of surgical site infection, 1999：Hospital Infection Control Practices Advisory Committee. Infect Control Hosp Epidemiol **20**（4）：250-278, 1999

Clinical Question 3

高頻度に感染をきたす創外固定用ピンのSSI発生予防のために術後どのような対応・管理がよいか

a. 創外固定用ピン刺入部の清潔処置は毎日行うべきか
b. 創外固定用ピン刺入部は清潔な被覆材で覆っておくべきか
c. 創外固定用ピン刺入部の清潔処置に消毒薬は必要か
d. 消毒薬として何がよいか
e. 創外固定用ピン刺入部に感染が疑われた場合の対処はどうするか

要 約

Grade I	創外固定用ピンの消毒を毎日行うべきかどうかについては、まだ結論は一様ではない.
Grade I	創外固定用ピン刺入部を被覆材で覆っておくべきかどうかについては、まだ結論が一様ではない.
Grade B	ピン刺入部を清潔に保つために消毒薬を使用するべきである.
Grade I	消毒薬として何がよいかについては、まだ結論が一様ではない.
Grade B	発赤, 疼痛, 軽度の漿液性の滲出液があり感染の疑いがある場合は, 抗菌薬の投与を行う.

背景・目的

開放骨折の治療, 変形矯正, 脚延長と, 創外固定法による治療は日常的に多く行われているが, ピン刺入部の表層SSI発生率は高く, これを防ぐことが治療を成功へと導く. そこで, ピン刺入部の表層SSI発生率を減らすためにどのような管理方法を行ったらよいか検討した.

解 説

創外固定用ピン刺入部の表層SSI発生率が非常に高いことがいわれている. 創外固定用ピン刺入部の表層SSIを予防するために, 毎日観察しピンを清潔に消毒したほうがよいのか, またその際にピン刺入部を被覆材で覆っておくべきかについては, 創外固定用ピン刺入部の表層SSIを予防するために毎日ピンを観察し, ポビドンヨードで清潔に消毒し, 滅菌済み乾燥ガーゼで覆っておくことを勧めている論文がある (**IF00091**, **EV level 7**)[1]. しかし一方では, 小児の下腿創外固定を, 術後5日までは創部を覆っておくが, その後は何も覆うことをせずシャワー浴を行うだけで, 週に1度の観察を行った結果, pin-track infectionの発生率はDahl分類のグレード1 (痛みか発赤があるが滲出液はない) 85%, グレード2 (痛み, 発赤, 漿液性の滲出液がある) 15%で, グレードの高い重症な感染症例はなく, 感染が疑わしい

場合には，抗菌薬を10日間内服することでピンを抜去することなくすべて鎮静化することができたので，ピン刺入部の管理はシャワー浴のみでほかに清潔処置など特に行う必要はない，という論文もある（**IF00347，EV level 5**）[2]．これ以外には，橈骨遠位端骨折の治療にHoffmann創外固定器を取りつけたのち，消毒方法や被覆材の使用など詳細は不明だが，週に1度観察し消毒するだけでpin-track infectionの発生率は21％となり，これまでの報告例と比べ平均的な値であった（**IF00385，EV level 7**）[3]．創外固定器を装着後3日間は毎日消毒し創部を圧迫し覆っておき，その後は週に1度グルコン酸クロルヘキシジンのアルコール溶液で消毒し被覆材で覆っておく管理方法は，生食で毎日清潔処置をし，滲出液がなければ被覆材を使用しないでおく管理方法より，pin-track infectionの発生の危険性は低いという報告もある（**IF01615，EV level 6**）[4]．週1回生食での消毒と観察を行った群と毎日行った群ではpin-track infectionの発生率は有意差がないとしている報告もある（**I2F01581，EV level 5**）[5]．このように，創外固定器を装着後数日間は毎日観察し，消毒あるいは清潔処置を行い，その後は週に1度の観察と消毒をしたほうがよいという論文が多い．しかし，よく観察しピン刺入部に消毒液を使用して清潔にしておくことに異論はないようであるが，どのくらいの頻度で創を観察するか，どのくらいの頻度でピン刺入部を清潔にするか，被覆材を使用すべきか，これらの疑問に対して意見の一致はないというレベルの高い論文もあり［（**IF00245，EV level 3**）[6]，（**IF01618，EV level 1**）[7]］，現在のところ一様な結論は得られていないようである．

　ピン刺入部の消毒に適した消毒薬については，ピン刺入部を毎日ポビドンヨード液で清潔にし，清潔乾燥ガーゼで覆う処置を行うとよい（**IF00091，EV level 7**）[1]とされている一方で，生食で処置を行い10％ポビドンヨードをピン刺入部に塗布した群としなかった症例群の比較検討では，pin-track infectionの発生率は有意差がないとしている報告もある（**I2F01611，EV level 4**）[8]．ピン刺入部をグルコン酸クロルヘキシジン入りアルコール液で消毒し圧迫包帯をする方法は，生食で毎日行う清潔処置方法よりもpin-track infectionの発生の危険性は低い（**IF01615，EV level 6**）[4]．週に1度ピンと創部をグルコン酸クロルヘキシジンと生食で処置を行った症例の比較検討では，消毒薬としてグルコン酸クロルヘキシジンを使用したほうがpin site infectionの危険性は低い（**IF01616，EV level 6**）[9]．外傷センターと小児病院からの報告によれば，骨へ刺入したピン刺入部の過酸化水素液での消毒とXeroform（ワセリンと局所殺菌性の皮膚薬剤を塗付した創傷被覆材）での被覆と石けんや水での洗浄とを比較検討してみると，pin site infectionの発生を減らすためには過酸化水素液での消毒とXeroformでの被覆がより有益である（**IF01617，EV level 5**）[10]．このように何らかの消毒薬を使用してピン刺入部を清潔に管理するよう勧める報告が多いがどのような消毒薬が最も適しているかについてはまだ議論がある［（**IF00245，EV level 3**）[6]，（**I2H00091，EV level 1**）[11]］．

　ピン刺入部の感染が疑われた場合の対応については，ピン刺入部では，感染がなくてもピンと皮膚の緊張やこすれによる反応がみられる．pin-track infectionのDahl分類（**IF00347，EV level 5**）[2]のグレード1とグレード2やChecketts-Otterbursのpin site infectionの分類（Checketts RG et al：Orthofix External Fixation in Trauma and Orthopaedics, De Bastiani G（eds），Springer, p97–103, 2000）でグレード1（軽度の発赤と軽度の滲出液）やグレード2（発赤，滲出液，痛み，圧痛）の多

くは，pin-track infectionというよりはピンと皮膚との反応で生じている場合が多い．これらの程度の反応であれば，感染症が疑われる場合でも抗菌薬の内服でほとんど鎮静化するようである［(**IF00163**, **EV level 7**)[12]，(**IF00347**, **EV level 5**)[2]，(**IF00385**, **EV level 7**)[3]，(**I2J00444**, **EV level 9**)[13]］．また，ピンを抜去すれば感染は鎮静化し，骨髄炎に伸展することもほとんどない［(**IF00163**, **EV level 7**)[12]，(**IF00347**, **EV level 5**)[2]，(**IF00385**, **EV level 7**)[3]］．したがって，注意深く観察し早期に対応すれば，ピンを抜去したり，骨髄炎にまで進展させることなく，治療が終了するまで創外固定法を続けることができる可能性は高くなるのではないかと推察できる．

文　献

1) **IF00091**　Shannon FJ et al：Unreamed intramedullary nail versus external fixation in grade III open tibial fractures. J Trauma **52**(4)：650-654, 2002

2) **IF00347**　Gordon JE et al：Pin site care during external fixation in children：results of a nihilistic approach. J Pediatr Orthop **20**(2)：163-165, 2000

3) **IF00385**　Ahlborg HG et al：Pin-tract complications in external fixation of fractures of the distal radius. Acta Orthop Scand **70**(2)：116-118, 1999

4) **IF01615**　Davies R et al：The care of pin sites with external fixation. J Bone Joint Surg Br **87**(5)：716-719, 2005

5) **I2F01581**　W-Dahl A et al：No difference between daily and weekly pin site care：a randomized study of 50 patients with external fixation. Acta Orthop Scand **74**(6)：704-708, 2003

6) **IF00245**　Bernardo LM：Evidence-based practice for pin site care in injured children. Orthop Nurs **20**(5)：29-34, 2001

7) **IF01618**　Temple J et al：Pin site care for preventing infections associated with external bone fixators and pins. Cochrane Database Syst Rev (1)：CD004551, 2004

8) **I2F01611**　Camilo AM et al：Evaluation of effectiveness of 10 % polyvinylpyrrolidone-iodine solution against infections in wire and pin holes for Ilizarov external fixators. Sao Paulo Med J **123**(2)：58-61, 2005

9) **IF01616**　W-Dahl A et al：Pin site care in external fixation sodium chloride or chlorhexidine solution as a cleansing agent. Arch Orthop Trauma Surg **124**(8)：555-558, 2004

10) **IF01617**　Patterson MM：Multicenter pin care study. Orthop Nurs **24**(5)：349-360, 2005

11) **I2H00091**　Lethaby A et al：Pin site care for preventing infections associated with external bone fixators and pins. Cochrane Database Syst Rev (4)：CD004551, 2008

12) **IF00163**　Barbarossa V et al：Treatment of osteomyelitis and infected non-union of the femur by a modified Ilizarov technique：follow-up study. Croat Med J **42**(6)：634-641, 2001

13) **I2J00444**　阿部哲士ほか：整形外科領域—抗菌薬の使用法—創外固定法における抗菌薬の使用法—Pin site 感染への対処．日整外会誌 **84**(5)：281-285, 2010

Clinical Question 4
術後の創処置について消毒および被覆は必要か

要約	
Grade I	創部からの出血，滲出液などがみられず，創部のバリアが完成していれば必ずしも創処置を必要としない可能性がある．

背景・目的

整形外科手術後の創処置に，消毒および被覆が必要であるのかを文献的に考察する．

解 説

一般的に整形外科手術は清潔手術であり，創は一次縫合される．一次縫合創の創傷治癒過程において，術後24～48時間で創はフィブリンなどに覆われ，これらがバリアとして機能し，72時間以内には創面が接着するといわれている．この期間を過ぎれば，創からの細菌の侵入は起こらないものと考えられている．したがって，CDCガイドライン（1999年）においても，術後創部の被覆については手術切開創を一次閉鎖した場合，切開創を24～48時間は滅菌した被覆材で覆っておく（**IF01601**，**EV level 1I**）[1]としている．

その一方で，抜糸までは撥水性のあるサージカルドレープなどにより創を被覆してシャワー浴をするのが確実な方法である（**IJ00183**，**EV level 5**）[2]とし，早期の被覆の除去に慎重な報告もある．

48時間経過後も切開創を被覆材で覆うべきか否か，また手術創の被覆なしに抜糸前にシャワー浴や入浴が可能かどうかについては，現在のところ結論は得られていないが，被覆や消毒を不要とする報告がある．

整形外科手術1,447例に対し抗菌薬の投与期間短縮と術後創処置の方針により3期に分けた報告では，I期（584例．抗菌薬投与期間：点滴3～5日・経口4～7日，創消毒：週3回）と術後創消毒を不要とし滅菌ガーゼ被覆のみとしたII期（466例．抗菌薬投与期間：点滴4日），さらに抗菌薬の投与期間を短縮したIII期（397例．抗菌薬投与期間：点滴術当日）でのSSI発生率（I期0.2％，II期0.2％，III期0.3％）に有意な差はなく，術後の創処置に消毒は原則不要としている（**I2J00519**，**EV level 5**）[3]．

人工骨頭置換術あるいは人工関節置換術を施行された94例を対象とし，術後2日でのドレーン抜去後に消毒せずにガーゼ被覆，術後3～4日で創部の出血，滲出液，感染徴候がなければ創の消毒および被覆なしにシャワーを許可した検討がある．合併症として硬膜外チューブ刺入部感染，皮下感染，殿部膿瘍が各1例あったものの，深刻な創部感染は生じず，非消毒，非被覆が創部感染の機会を増加させることにはならないとしている（**I2J00228**，**EV level 5**）[4]．

術後創処置における消毒薬の使用，被覆の是非についてはエビデンスが少ないため明確な結論はないが，創部からの出血，滲出液などがみられず，創部のバリアが完成していれば必ずしも必要としない可能性はある．

文 献

1) **IF01601** Mangram AJ et al：Guideline for prevention of surgical site infection, 1999：Hospital Infection Control Practices Advisory Committee. Infect Control Hosp Epidemiol 20 (4)：250-278, 1999
2) **IJ00183** 国立大学医学部附属病院感染対策協議会：病院感染対策ガイドライン，じほう，東京, 2004
3) **I2J00519** 田島康介ほか：手術部位感染（surgical site infection）に関する検討（第二部）— SSI予防のためには手術当日のみの抗生剤投与で十分であり，術後の創消毒は不要である．整・災外 50 (13)：1565-1570, 2007
4) **I2J00228** 川添浩史ほか：当院における手術後の創部管理について．整外と災外 57 (2)：269-271, 2008

Clinical Question 5
術後創部に対する湿潤閉鎖療法（ハイドロコロイドドレッシング材）はSSIを減少させるか

要約

Grade I 整形外科領域において，現在のところ術後創部被覆材としてのハイドロコロイドドレッシング材がSSIを減少させる明らかなエビデンスはない．

背景・目的

整形外科術後創部に対する湿潤閉鎖療法の被覆材として，ハイドロコロイドドレッシング材とSSI発生について検討する．

解説

湿潤環境は創傷治癒に対し有利な条件であり，ハイドロコロイドドレッシング材はその条件を満たすことができる創傷被覆材である．湿潤環境の維持以外に，滲出液の吸収，伸縮性，透見性，創部との癒着が少ないなどの長所を有している．整形外科手術での術後創部被覆材としてハイドロコロイドドレッシング材を用いた報告がある．

人工関節置換術（TKA，THA）33例および脊椎手術（胸腰椎椎弓切除術，腰椎後方固定術）27例の計60例に対し，術後ドレッシング材として，ハイドロコロイド材と吸収パッド付ポリウレタンフィルムの2種類から無作為に選択した検討では，有害事象として皮膚障害のうち発赤・水疱・表皮剥離に有意な差はなかったが，ハイドロコロイドドレッシング材で滲出液のコントロールが不十分であった（I2J00227，**EV level 5**）[1]．

初回人工股関節置換術を行った35例に対し術後創部被覆材を無作為に吸収フォーム付トランスペアレントドレッシングとハイドロコロイドゲルの2群に分けた検討では，術後感染，皮膚病変（発赤，水疱）は両群ともに認めなかった．また，従来のガーゼによる創管理と比較して簡素化，費用軽減，医療廃棄物の軽減につながった（I2H00024，**EV level 4**）[2]．

股関節・膝関節の予定手術あるいは緊急手術施行50例に対し，ハイドロコロイドドレッシング材にて手術創を処置し，創からの膿あるいは細菌検査で菌の検出のいずれかがあった場合を感染とした検討では，7例（14％）に創部から深刻な滲出液が観察されたが，創部からの細菌検査では菌の検出は1例もなかった．また，創周囲の水疱形成も観察されなかったことから，感染や水疱形成のリスクなしに安全に使用できるとしている（I2H00017，**EV level 9**）[3]．

整形外科関連以外ではハイドロコロイドドレッシング材でSSIの発生が減少したという報告がある．胸骨正中切開にて冠動脈バイパス手術（CABG）を受けた253例に対して，術後創部にハイドロコロイド材使用群117例，ポリウレタンフォーム

材使用群136例での比較検討で，SSIの発生はハイドロコロイド材使用群3.4％，ポリウレタンフォーム材使用群10.3％とハイドロコロイド材使用群で有意に低かった．また，使用した被覆材の費用総額もハイドロコロイド材使用群で有意に低かった（I2H00018，**EV level 5**）[4]としている．

現在のところ，整形外科関連において，術後創部被覆材としてのハイドロコロイドドレッシング材がSSIを減少させる明らかなエビデンスはないものの，術後創管理における医療従事者の労力，費用，医療廃棄物の軽減には，つながる可能性がある．

文　献

1) I2J00227　川上広高ほか：術後ドレッシング材の有用性に関する前向き研究．整外と災外 58（3）：491-495, 2009

2) I2H00024　中川太郎ほか：人工股関節置換術後の創傷被覆剤—オプサイトPOST-OPビジブル，カラヤヘッシブにおける無作為比較試験．中部整災誌 54（5）：1023-1024, 2011

3) I2H00017　Siddique K et al：Effectiveness of hydrocolloid dressing in postoperative hip and knee surgery：literature review and our experience. J Perioper Pract **21**（8）：275-278, 2011

4) I2H00018　Teshima H et al：A new hydrocolloid dressing prevents surgical site infection of median sternotomy wounds. Surg Today **39**（10）：848-854, 2009

第5章 SSIサーベイランス

はじめに

「SSIサーベイランス」のサイエンティフィックステートメントの作成に際して、抽出された論文のアブストラクトを詳細に検討し、最終的に46編の論文からアブストラクトフォームを作成した。回答可能なCQは以下のとおりであった。

CQ1. 適切な追跡期間は
CQ2. カルテ確認のみでSSI診断は十分に行えるか
CQ3. SSIの退院後調査は必要か
CQ4. SSIサーベイランスを行うことでSSI発生率は改善するか

本章のまとめ

　整形外科手術サーベイランスの主な目的は、SSI発生率を横断的、かつ縦断的に比較検討することである。比較を容易にするためには、各サーベイランスが統一されたSSI定義で行われていることが望ましい。また、SSIサーベイランスは実際に手術を行い外来フォローをしている整形外科医だけではなく、内科医や看護師など執刀医以外の院内感染制御担当者が主導する場合もある。このような場合は、術後に患者と直接接触する機会が不足しがちとなり、サーベイランスが適切に行われない可能性がある。

　本章の作成にあたっては、どのようなスタッフが主導するにせよ、SSI評価を適切に行う際に特に注意すべきテーマを絞り込むことから始めた。新設されたCQのなかでも、SSIの定義は本ガイドライン全体にかかわる重要な項目であり、本改訂にあたり第1章「骨・関節術後感染予防のための疫学」のCQ1に「整形外科手術サーベイランスにおけるSSIの定義は」として取りあげた。

　本章で特記すべき点として、SSIサーベイランスの推奨追跡期間の短縮がある。CDCは、2012年12月までSSIの推奨追跡時間を最長1年間としてきたが、2014年1月よりインプラントの有無にかかわらず最長3ヵ月と大幅に短縮した。一方、厚生労働省院内感染対策サーベイランス事業の運営するSSIサーベイランスは、CDCが2004年に使用していたSSI定義の邦訳を手術部位感染判定基準として使用しているため、埋入物をおいた手術のSSI追跡期間は1年間となっている。SSIの有無を長期間追跡するためには、多大な労力とコストがかかる。質の高い研究は不足しているものの、策定委員会で独自に行った文献レビューや近年のCDCの動向などを踏まえ、本章では本策定委員会が妥当と考える推奨追跡期間を提示した。

　また、外科医が記載したカルテ記録の確認のみを中心とした間接的評価法にもいくつかの問題点があることが分かっている。さらに、多くの論文で退院後調査の重要性が指摘されている。しかし、これらのテーマに関する研究は国内では乏しく、本章作成にあたっては主に海外文献を引用することとなった。国内外では、医

療環境が大きく異なることを考えると，今後は国内からもこれらのテーマに関する良質な研究が出てくることが望まれる．

　最後に，整形外科SSIサーベイランスの導入が，SSI発生率改善につながる可能性があるかどうかについて取りあげた．このCQについても質の高い研究はまだまだ不足しているが，少なくともSSIサーベイランスの導入がSSI発生率悪化につながる可能性は低く，おおむねSSI発生率改善に寄与する傾向にあった．本章が，今後のSSIサーベイランスの実践に少しでもお役に立てれば幸いである．

Clinical Question 1

適切な追跡期間は

要 約	
Grade B	整形外科手術SSIサーベイランスでは，術後30日以上の追跡が必要である．
Grade C	人工関節置換術（股関節・膝関節）では，術後90日程度の追跡が望ましい．

背景・目的

SSI同定率は，術後追跡期間を長期化することによりおおむね上昇する．しかし，SSIの有無を長期間追跡するためには，多大な労力とコストがかかる．

以上を踏まえ，本項においては，SSIサーベイランスにおける追跡期間をどのように設定すべきかについて検討した．

解説

1999年のCDCガイドラインで，SSIの定義はインプラントを留置しない場合の追跡期間を術後30日，インプラントを留置する場合の追跡期間を術後1年としている（IF01601，EV level 11）[1]．しかし，追跡期間の設定理由や妥当性について，整形外科領域のデータをもとにした根拠は十分に示されていない［（IF01601，EV level 11）[1]，（I2H00054，EV level 11）[2]］．一般外科を中心とした16,453例の解析では，全SSIの90％が術後21日まで，96％が28日までに，98％が35日までに発生しており（I2H00047，EV level 5）[3]，一般的にインプラントなしのSSIは術後30日までの追跡期間が妥当と考えられてきた［（I2R00012，EV level 11）[4]，（I2H00054，EV level 11）[1]］．一方で，整形外科領域のSSIサーベイランスや研究では，追跡期間を術後30日［（I2F02060，EV level 10）[5]，（I2F00616，EV level 5）[6]］，4ヵ月（I2H00096，EV level 2）[7]，1年［（I2F00060，EV level 5）[8]，（I2H00095，EV level 5）[9]］や2年（I2F00211，EV level 5）[10]としたものなど追跡期間には幅がある．

非開放骨折の手術症例2,195例を対象に，予防的抗菌薬投与の有用性について検討したRCT（I2H00096，EV level 2）[7]では，術後10日，30日，120日にSSIの有無を評価し，それぞれ46例，101例，115例のSSIが同定された．術後30日のSSI同定率は，全体の88％（101/115例）であり，非開放骨折のSSIはインプラントを使用した場合でも術後30日程度の評価で大部分が同定可能であった．また，人工関節置換術（股関節・膝関節）を対象に，追跡期間を1年として行った前向きcohort study（I2F00060，EV level 5）[8]では，登録された2,944例のうち75％が1年間の評価（電話調査）を完了し，計45例がSSIと同定された．そのうち，入院期間中（平均在院日数15日間）にSSIと同定されたものは全体の36％にとどまり，術後30日で76.7％，術後90日で95.3％が同定された．本研究では，医師による手術部位の直接確認が

可能であったのは術後3ヵ月で29.6％，1年で18.6％と低率であり，大半が患者自身の判断（電話調査）に依存していたなどの問題があるものの，この結果を受け，人工関節置換術（股関節・膝関節）ではCDCの推奨する術後1年追跡が困難な場合，最低3ヵ月程度の追跡を行うことを推奨している（I2F00060, **EV level 5**）[8]．同様に人工関節置換術（股関節・膝関節）を対象に術後1年評価を行った後ろ向きcohort study（I2H00095, **EV level 5**）[9]では，登録された3,357例のうち術後365日調査で計48例の深部・臓器/体腔SSIを認めた．そのうち25例は術後30日の時点で，40例は術後90日の時点でSSIと同定された．本研究では，しっかりとした退院後調査は行われていないものの，多くの深部・臓器/体腔SSIが90日以内に発生していたことから（40/48例），術後365日調査の必要性については疑問であるとしている（I2H00095, **EV level 5**）[9]．さらに，人工関節置換術患者756例の1年追跡研究で12ヵ月後に郵送法を実施することは，人工膝関節置換術や人工股関節置換術患者の新規SSI同定につながらなかったとする報告もある（I2F01338, **EV level 5**）[11]．

　SSIの有無を長期間追跡するためには，多大な労力とコストがかかる．2013年1月から，CDCはインプラントの有無にかかわらず全術式で追跡期間を3ヵ月間に短縮した．本章を作成するために検索した文献のレビューでも，整形外科領域で非開放骨折や人工関節置換術などインプラントを留置する手術のSSIの多くは，術後3ヵ月以内に発生している．また，術後3ヵ月以降に発生するSSIが周術期の対策で予防可能であるとする科学的根拠に乏しいこと，術後1年追跡すべきとする疫学的根拠に乏しいことなどから，整形外科領域ではインプラントを留置する手術であっても術後1年間追跡する必要性は低いと考える．

　追跡期間が過度に短い場合は，SSI数が過小評価となってしまう可能性があること，異なる追跡期間では研究結果の横断的・縦断的比較が困難になること，また，CDCやWHOなど主要なガイドラインのなかでも最低1ヵ月の追跡期間が推奨されていることなどから，本ガイドラインでは清潔整形外科手術のSSI評価を行うためにインプラントの有無にかかわらず術後30日以上追跡することを推奨する．なお，本章を作成するにあたり得られた文献からは，人工関節置換術（股関節・膝関節）の追跡期間は術後90日程度が望ましいと考えられる［（I2F00060, **EV level 5**）[8]，（I2H00095, **EV level 5**）[9]］．しかしながら，術後どの程度の期間SSIの有無を追跡するべきかについて質の高い研究は不足しており，適切な追跡期間を設定するためには更なる研究が必要である．

文献

1) **IF01601**　Mangram AJ et al：Guideline for prevention of surgical site infection, 1999：Hospital Infection Control Practices Advisory Committee. Infect Control Hosp Epidemiol 20（4）：250-278, 1999
2) **I2H00054**　Consensus paper on the surveillance of surgical wound infections：The Society for Hospital Epidemiology of America；The Association for Practitioners in Infection Control；The Centers for Disease Control；The Surgical Infection Society. Infect Control Hosp Epidemiol 13（10）：599-605, 1992
3) **I2H00047**　Weigelt JA et al：The necessity and efficiency of wound surveillance after discharge. Arch Surg 127（1）：77-82, 1992

4) I2R00012　World Health Organization : WHO guidelines for safe surgery 2009 : safe surgery saves lives　Available at : http://whqlibdoc.who.int/publications/2009/9789241598552_eng.pdf

5) I2F02060　Pearce P et al : Wound infections in orthopedic surgery : effect of extended surveillance on infection rate. Can J Surg **34** (1) : 31-35, 1991

6) I2F00616　Maksimovic J et al : Surgical site infections in orthopedic patients : prospective cohort study. Croat Med J **49** (1) : 58-65, 2008

7) I2H00096　Boxma H et al : Randomised controlled trial of single-dose antibiotic prophylaxis in surgical treatment of closed fractures : the Dutch Trauma Trial. Lancet **347** (9009) : 1133-1137, 1996

8) I2F00060　Castella A et al : Incidence of surgical-site infections in orthopaedic surgery : a northern Italian experience. Epidemiol Infect **139** (5) : 777-782, 2011

9) I2H00095　Lankiewicz JD et al : Beyond 30 days : does limiting the duration of surgical site infection follow-up limit detection? Infect Control Hosp Epidemiol **33** (2) : 202-204, 2012

10) I2F00211　Leekha S et al : Should national standards for reporting surgical site infections distinguish between primary and revision orthopedic surgeries? Infect Control Hosp Epidemiol **31** (5) : 503-508, 2010

11) I2F01338　Huenger F et al : Evaluation of postdischarge surveillance of surgical site infections after total hip and knee arthroplasty. Am J Infect Control **33** (8) : 455-462, 2005

Clinical Question 2 カルテ確認のみでSSI診断は十分に行えるか

要 約

Grade B カルテ確認を主体としたSSI評価だけでは過小評価される可能性がある.

背景・目的

　整形外科領域のSSI診断を，カルテ確認だけで十分に行えるかどうかについて検討する．

解説

　入院患者のSSI評価は，これまで①外科医，トレーニングを受けた看護師や感染制御担当者の一員などが直接手術部位を観察し評価する方法（直接的評価法）と②カルテや検査所見をもとに感染制御担当者の一員が間接的に評価する間接的評価法のいずれか，もしくは両方が行われてきた（**IF01601**, **EV level 11**)[1]．間接的評価法は感染制御担当者が回診中に行いやすいというメリットがある．一方，外科系文献では手術部位の直接観察がSSI診断の最も正確な方法とされ（**IF01601**, **EV level 11**)[1]，近年は訓練を積んだ感染制御担当者による手術部位の直接観察がゴールドスタンダードと考えられるようになってきた〔（**I2H00062**, **EV level 5**)[2]，（**I2H00072**, **EV level 10**)[3]，（**I2F02132**, **EV level 5**)[4]〕．

　感染制御担当者によるSSI診断は，より経験の長けた者が行うほうが，診断精度は高いとされる（**I2H00057**, **EV level 10**)[5]．一方，外科医によるSSI診断は，ゴールドスタンダードに比べ少なく報告されるもの（**I2H00042**, **EV level 10**)[6]と多く報告されるもの（**I2H00072**, **EV level 10**)[3]があり，相反する報告がある．外科医報告を主体としたSSIサーベイランスを国内レジストリーデータと照合し検討した研究で，外科医がSSIであると報告した症例の一部はSSI診断基準を満たさず，報告漏れもあった．さらに，レジストリーデータとの照合や訂正を行わず，最初から正しくSSIと診断されていたのは全体の61％と低かった（**I2F01340**, **EV level 5**)[7]．

　近年，SSI数をより正確に把握するために，退院後調査が行われている〔（**I2F02226**, **EV level 5**)[8]，（**I2H00037**, **EV level 5**)[9]，（**I2H00042**, **EV level 10**)[6]，（**I2F02132**, **EV level 5**)[4]，（**I2F00964**, **EV level 5**)[10]，（**I2H00062**, **EV level 5**)[2]，（**I2F02060**, **EV level 10**)[11]〕．退院後調査法のなかで，どの手法を用いるべきかについて信頼性と妥当性の検証は十分に行われていないものの（**I2H00048**, **EV level 3**)[12]，退院後調査をより積極的に行うことは一般的にSSI診断数増加につながり，SSI診断における感度の向上につながるとされる〔（**I2H00037**, **EV level 5**)[9]，（**I2H00042**, **EV level 10**)[6]，（**I2F02132**, **EV level 5**)[4]，（**I2H00062**, **EV level 5**)[2]〕．

　さらに，コンピュータを用いSSI発生時に用いられやすい特定の単語をカルテ検索することで行ったSSI調査では，SSIと同定された患者のうち脊椎手術患者の

54％，人工関節置換術患者の80％が従来法によるサーベイランスでSSIと報告されていなく，コンピュータ検索によりはじめて同定された（**I2F01432，EV level 10**）[13]．また，感染制御担当者による従来どおりの間接的評価法と，コンピュータを用いICDコードを活用したSSI調査法でSSIが一致する割合は40％（10/25例）（**I2F01279，EV level 10**）[14]～68％（17/25例）（**I2F02155，EV level 10**）[15]程度であり，感度は間接的評価法で80～84％，ICDコード診断で60～88％とともに低かった［（**I2F02155，EV level 10**）[15]，（**I2F01279，EV level 10**）[14]］．

これらのことから，外科医によるカルテ記載内容の確認を中心とした間接的評価法では，SSI数は過小評価される可能性がある．より正確なSSI数を把握するためには，経験の長けたスタッフによる協力，退院後調査の導入や電子登録データの活用などの工夫が有用である可能性がある．ただし，国内の平均入院日数は諸外国に比べ長く，患者の電子登録データを取り巻く環境も異なるため，上記報告の国内における一般化再現性については，改めて検証が必要である．

文献

1) **IF01601** Mangram AJ et al：Guideline for prevention of surgical site infection, 1999：Hospital Infection Control Practices Advisory Committee. Infect Control Hosp Epidemiol **20**（4）：250-278, 1999

2) **I2H00062** Mannien J et al：Impact of postdischarge surveillance on surgical site infection rates for several surgical procedures：results from the nosocomial surveillance network in The Netherlands. Infect Control Hosp Epidemiol **27**（8）：809-816, 2006

3) **I2H00072** Whitby M et al：Post-discharge surveillance：can patients reliably diagnose surgical wound infections? J Hosp Infect **52**（3）：155-160, 2002

4) **I2F02132** Reilly J et al：A study of telephone screening and direct observation of surgical wound infections after discharge from hospital. J Bone Joint Surg Br **87**（7）：997-999, 2005

5) **I2H00057** Ehrenkranz NJ et al：Recorded criteria as a "gold standard" for sensitivity and specificity estimates of surveillance of nosocomial infection：a novel method to measure job performance. Infect Control Hosp Epidemiol **16**（12）：697-702, 1995

6) **I2H00042** Heipel D et al：Surgical site infection surveillance for neurosurgical procedures：a comparison of passive surveillance by surgeons to active surveillance by infection control professionals. Am J Infect Control **35**（3）：200-202, 2007

7) **I2F01340** Ibsen Sorensen A et al：Quality of the surveillance of surgical wound infections：a 10-year prospective study of 12,364 wounds. Acta Orthop Scand **74**（2）：175-179, 2003

8) **I2F02226** Roberts FJ et al：The influence of surveillance methods on surgical wound infection rates in a tertiary care spinal surgery service. Spine (Phila Pa 1976) **23**（3）：366-370, 1998

9) **I2H00037** Manian FA et al：Adjunctive use of monthly physician questionnaires for surveillance of surgical site infections after hospital discharge and in ambulatory surgical patients：report of a seven-year experience. Am J Infect Control **25**（5）：390-394, 1997

10) **I2F00964** Huotari K et al：Impact of postdischarge surveillance on the rate of surgical site infection after orthopedic surgery. Infect Control Hosp Epidemiol **27**（12）：1324-1329, 2006

11) I2F02060　Pearce P et al：Wound infections in orthopedic surgery：effect of extended surveillance on infection rate. Can J Surg 34 (1)：31-35, 1991
12) I2H00048　Petherick ES et al：Methods for identifying surgical wound infection after discharge from hospital：a systematic review. BMC Infect Dis 6：170, 2006
13) I2F01432　Michelson J：Improved detection of orthopaedic surgical site infections occurring in outpatients. Clin Orthop Relat Res (433)：218-224, 2005
14) I2F01279　Curtis M et al：A comparison of competing methods for the detection of surgical-site infections in patients undergoing total arthroplasty of the knee, partial and total arthroplasty of hip and femoral or similar vascular bypass. J Hosp Infect 57 (3)：189-193, 2004
15) I2F02155　Cadwallader HL et al：A comparison of two methods for identifying surgical site infections following orthopaedic surgery. J Hosp Infect 48 (4)：261-266, 2001

Clinical Question 3

SSIの退院後調査は必要か

要約

Grade B より正確なSSI数を把握するために，退院後調査は有用である．

背景・目的

より正確なSSI数を調べるために，退院後調査は有用であるかどうかについて検討する．

解説

退院後に郵送法を行うことでSSI全体の22%（231/1,051件）がはじめて診断可能であったとし，従来の病棟回診やカルテ回診によるSSI診断に加え郵送法を併用することが有用であるとの報告がある（**I2H00037, EV level 5**）[1]．股関節と膝関節手術患者366例に対し術後30日間の電話調査を行い，入院中SSIが3.1%に対し退院後SSIが2.1%であったとし，退院後調査なしでは一部のSSIが診断に至らなかった可能性を指摘している（**I2F02132, EV level 5**）[2]．11,812例の手術で384例（3.3%）のSSIを同定し，そのうち216例（56%）が退院後調査で診断に至り，さらにそのうち73例は退院後質問票で同定に至ったとの報告もある（**I2F00964, EV level 5**）[3]．整形外科領域において，退院後調査をより積極的に行うことは，一貫してSSI同定数増加につながっており，SSI診断の感度向上につながると考える〔（**I2H00037, EV level 5**）[1]，（**I2H00042, EV level 10**）[4]，（**I2F02132, EV level 5**）[2]，（**I2F01338, EV level 5**）[5]，（**I2F00964, EV level 5**）[3]〕．

また，一般外科も含めた12,885例の退院後調査の解析では，人工股関節置換術は退院後調査を行うと有意にSSI数が増加し，人工膝関節置換術や大腿骨頚部骨折でも同様の傾向を認めた（**I2F01106, EV level 5**）[6]．さらに，SSIリスク要因を探索した多変量ロジスティック回帰分析で，退院後調査を行うことが調整OR 2.3（95% CI 1.8～2.8）と有意であったと報告されている（**I2F01106, EV level 5**）[6]．

退院後SSI調査法に関するsystematic reviewでは（**I2H00048, EV level 3**）[7]，これまで報告された退院後SSI調査法には，①医療関係者による手術部位の直接観察，②患者への電話調査（電話法），③患者への調査票の郵送（郵送法），④診療スタッフへの調査票確認，⑤その他，などがあるとされている．SSI数をより正確に把握するためには，退院後調査が有用と考えられているが〔（**I2F02226, EV level 5**）[8]，（**I2H00037, EV level 5**）[1]，（**I2H00042, EV level 10**）[4]，（**I2F02132, EV level 5**）[2]，（**I2F00964, EV level 5**）[3]，（**I2H00062, EV level 5**）[9]，（**I2F02060, EV level 10**）[10]，（**I2F01338, EV level 5**）[5]〕，これらの手法のうちどの手法を用いるべきかについて，信頼性と妥当性の検証は十分に行われていない（**I2H00048, EV level 3**）[7]．

郵送法や電話調査など患者自身がSSIの有無を評価する調査法は，整形外科領域の研究ではおおむね陰性的中率が高く（I2F02132, **EV level 5**)[2]，より踏み込んだ調査が必要な対象者を絞り込み，評価するカルテ量や調査時間の削減を目的に使用するうえでは有用である可能性がある（I2F02132, **EV level 5**)[2]．また，退院後調査は表層切開創SSIの同定数増加につながるとするものと（I2F00964, **EV level 5**)[3]，深部切開創SSIの同定数増加につながるとするもの（I2H00062, **EV level 5**)[9]がある．

術後入院期間短縮という世界的なトレンドのなか，より正確なSSI数把握を目的とした退院後調査の重要性は増している（I2H00048, **EV level 3**)[7]．日本の術後平均入院日数は諸外国に比べ長く，Organisation for Economic Co-operation and Development（OECD）の報告では，整形外科を含むすべての疾患における日本の平均入院期間は17.9日（2011年）であり，これはOECD平均の2倍以上であった（I2R00013, **EV level 11**)[11]．入院期間が異なることによる影響については改めて検証が必要と思われるものの，術後入院期間短縮化の流れは日本においても同様であり，退院後調査の重要性は今後増していくことが予想される．

既存の文献からは，SSIサーベイランスにおいてより正確なSSI数を把握するために退院後調査は有用であると考える．

文献

1) I2H00037　Manian FA et al：Adjunctive use of monthly physician questionnaires for surveillance of surgical site infections after hospital discharge and in ambulatory surgical patients：report of a seven-year experience. Am J Infect Control **25**（5）：390-394, 1997

2) I2F02132　Reilly J et al：A study of telephone screening and direct observation of surgical wound infections after discharge from hospital. J Bone Joint Surg Br **87**（7）：997-999, 2005

3) I2F00964　Huotari K et al：Impact of postdischarge surveillance on the rate of surgical site infection after orthopedic surgery. Infect Control Hosp Epidemiol **27**（12）：1324-1329, 2006

4) I2H00042　Heipel D et al：Surgical site infection surveillance for neurosurgical procedures：a comparison of passive surveillance by surgeons to active surveillance by infection control professionals. Am J Infect Control **35**（3）：200-202, 2007

5) I2F01338　Huenger F et al：Evaluation of postdischarge surveillance of surgical site infections after total hip and knee arthroplasty. Am J Infect Control **33**（8）：455-462, 2005

6) I2F01106　Reilly J et al：Procedure-specific surgical site infection rates and postdischarge surveillance in Scotland. Infect Control Hosp Epidemiol **27**（12）：1318-1323, 2006

7) I2H00048　Petherick ES et al：Methods for identifying surgical wound infection after discharge from hospital：a systematic review. BMC Infect Dis **6**：170, 2006

8) I2F02226　Roberts FJ et al：The influence of surveillance methods on surgical wound infection rates in a tertiary care spinal surgery service. Spine（Phila Pa 1976) **23**（3）：366-370, 1998

9) I2H00062　　Mannien J et al：Impact of postdischarge surveillance on surgical site infection rates for several surgical procedures：results from the nosocomial surveillance network in The Netherlands. Infect Control Hosp Epidemiol 27 (8)：809-816, 2006
10) I2F02060　　Pearce P et al：Wound infections in orthopedic surgery：effect of extended surveillance on infection rate. Can J Surg 34 (1)：31-35, 1991
11) I2R00013　　Organisation for Economic Co-operation and Development：OECD Health Data 2013：Average length of stay, all causes, days　Available at：http://www.oecd.org/els/health-systems/oecdhealthdata2013-frequentlyrequesteddata.htm

Clinical Question

4 SSIサーベイランスを行うことでSSI発生率は改善するか

要約

Grade C　SSIサーベイランスの導入は，SSI発生率を改善する可能性がある．

背景・目的

　整形外科領域で，SSIサーベイランスを行うことでSSI発生率を改善させることができるかどうか，文献的に考察する．

解説

　院内感染対策の基礎データ収集目的に，米国では1970年にCDC主導による院内感染サーベイランスが開始された．1970年から1980年代に行われた研究では，サーベイランスの実施が院内感染の抑制に有効との結果が示され，SSI発生率が減少することも示された［(I2H00097, **EV level 5**)[1], (I2H00098, **EV level 5**)[2], (I2H00033, **EV level 5**)[3]］．

　その後の様々な国からの報告でも，SSIサーベイランスの導入と積極的なデータのフィードバックによりSSI発生率の低下は繰り返し認められている［(I2H00076, **EV level 5**)[4], (I2H00099, **EV level 5**)[5], (I2H00039, **EV level 5**)[6], (I2H00100, **EV level 5**)[7], (I2F01979, **EV level 5**)[8]］．

　整形外科領域でも，SSIサーベイランスとSSI発生率の関連を述べた報告を複数認める．1990年代以降の研究で，SSIサーベイランス導入後に人工股関節置換術や人工膝関節置換術などのSSI発生率が減少したとするオランダの報告がある［(I2H00099, **EV level 5**)[5], (I2H00039, **EV level 5**)[6]］．また，ドイツ国内の院内感染サーベイランスの解析では，サーベイランスの導入後に人工股関節置換術のSSI発生率が有意に改善し，人工膝関節置換術でも同様の傾向を認めた (I2F00924, **EV level 5**)[9]．2009年末から開始した整形外科・外傷外科手術SSIサーベイランスデータ2年分 (7,156例) の解析で，SSI発生率は当初の1.86％から0.66％に低下したとするフランスからの報告もある (I2H00100, **EV level 5**)[7]．一方で，1985年から10年間行われたデンマークの整形外科手術SSIサーベイランス (12,364例) では，調査期間中のSSI発生率に有意な変化はなかったとしている (I2F01340, **EV level 5**)[10]．

　サーベイランスの導入は，感染制御担当者による周術期対策の見直しと問題部分の改善など，各施設内で新しい取り組みを行うきっかけとなることが知られている (I2H00071, **EV level 9**)[11]．また，職員の感染対策行動を単に監視するだけで，職員の行動が改善されるなどのホーソン効果（臨床研究で特別な興味と注意の対象となることで，受ける介入の性状にかかわらず自分自身の行動を変化させることで生じる効果）も期待できる (I2F02045, **EV level 5**)[12]．サーベイランスの導入は，

これらの付随する効果によってSSI発生率改善につながる可能性がある．

　前向き比較試験などの質の高い研究はないものの，整形外科領域でSSIサーベイランスとSSI発生率の関連を述べた報告の多くは，サーベイランスの導入がSSI発生率改善に有効である可能性を指摘している．以上のことから，整形外科領域でSSIサーベイランスを行うことは，経年的なSSI発生率の改善につながる可能性があると考える．

文　献

1) I2H00097　Condon RE et al：Effectiveness of a surgical wound surveillance program. Arch Surg 118(3)：303-307, 1983
2) I2H00098　Olson M et al：Surgical wound infections：a 5-year prospective study of 20,193 wounds at the Minneapolis VA Medical Center. Ann Surg 199(3)：253-259, 1984
3) I2H00033　Haley RW et al：The efficacy of infection surveillance and control programs in preventing nosocomial infections in US hospitals. Am J Epidemiol 121(2)：182-205, 1985
4) I2H00076　Rioux C et al：Impact of a six-year control programme on surgical site infections in France：results of the INCISO surveillance. J Hosp Infect 66(3)：217-223, 2007
5) I2H00099　Schneeberger PM et al：Surveillance as a starting point to reduce surgical-site infection rates in elective orthopaedic surgery. J Hosp Infect 51(3)：179-184, 2002
6) I2H00039　Geubbels EL et al：Promoting quality through surveillance of surgical site infections：five prevention success stories. Am J Infect Control 32(7)：424-430, 2004
7) I2H00100　Mabit C et al：Impact of a surgical site infection (SSI) surveillance program in orthopedics and traumatology. Orthop Traumatol Surg Res 98(6)：690-695, 2012
8) I2F01979　Wilson AP et al：Reduction in wound infection rates by wound surveillance with postdischarge follow-up and feedback. Br J Surg 93(5)：630-638, 2006
9) I2F00924　Gastmeier P et al：Reduction of orthopaedic wound infections in 21 hospitals. Arch Orthop Trauma Surg 125(8)：526-530, 2005
10) I2F01340　Ibsen Sorensen A et al：Quality of the surveillance of surgical wound infections：a 10-year prospective study of 12,364 wounds. Acta Orthop Scand 74(2)：175-179, 2003
11) I2H00071　Wilson JA et al：A user evaluation of the Nosocomial Infection National Surveillance System：surgical site infection module. J Hosp Infect 52(2)：114-121, 2002
12) I2F02045　Borer A et al：Impact of active monitoring of infection control practices on deep sternal infection after open-heart surgery. Ann Thorac Surg 72(2)：515-520, 2001

索 引

和文索引

あ 行

アシネトバクター ･････････････････････ 21
アルコール配合剤 ･･･････････････････ 44
易感染性宿主 ･････････････････････････ 23
インフリキシマブ ･･･････････････････ 28
エンテロバクター ･･･････････････････ 21
黄色ブドウ球菌 ･･･････････････････････ 21

か 行

ガウン ･･･････････････････････････････ 52
カルテ確認 ･･････････････････････････ 110
加齢 ･････････････････････････････････ 24
カンジダ・アルビカンス ･･････････････ 21
関節鏡視下前十字靱帯再建術 ･･･････････ 18
関節リウマチ ･･･････････････････････ 23
駆血帯 ･･････････････････････････････ 73
靴カバー ････････････････････････････ 60
クリンダマイシン ･････････････････ 77, 82
グルコン酸クロルヘキシジン ･･･････････ 44
クロキサシリン ･･･････････････････････ 75
蛍光菌 ･･･････････････････････････････ 21
血液透析 ････････････････････････････ 24
原因菌 ･･･････････････････････････････ 21
コアグラーゼ陰性ブドウ球菌 ･･･････････ 21
抗MRSA薬 ･･････････････････････････ 83
高位脛骨骨切り術 ･･･････････････････ 18
抗菌縫合糸 ･･････････････････････････ 49
抗菌薬
　──，第一選択 ･････････････････････ 81
　──，投与時期 ･････････････････････ 71
　──，投与間隔 ･････････････････････ 77
　──，投与期間 ･････････････････････ 79
　──，投与量 ･･･････････････････････ 74
　──，投与経路 ･････････････････････ 69
　──，予防投与 ･････････････････ 65, 67, 74
高血糖 ･･･････････････････････････････ 39

さ 行

シプロフロキサシン ･･････････････････ 69
シュードモナス属 ･･･････････････････ 21
手術部位感染 ･････････････････････････ 1
手術用ヘルメット ･･･････････････････ 52
術後ドレナージ ･････････････････････ 95
術者の服装 ･･････････････････････････ 52
術直前ブラッシング ･････････････････ 43
消毒薬 ･･････････････････････････････ 44
人工関節置換術 ･･･････････････ 18, 19, 67
整形外科手術サーベイランス ････････ 12
生物学的製剤 ･･･････････････････････ 26
脊椎 instrumentation 手術 ･･･････････ 18
セファゾリン ･･･････････････ 65, 74, 77, 79, 81
セフォチアム ･････････････････････ 65, 81
セフタジジム ･･･････････････････････ 73
セフトリアキソン ･･･････････････ 65, 73
セフメタゾール ･････････････････････ 81
セフロキシム ･･･････････････ 69, 72, 73, 74
全身性炎症反応症候群（SIRS）････････ 91
全身排気スーツ ･････････････････ 52, 57
創外固定用ピン ･････････････････････ 98
創傷被覆材 ･････････････････････････ 103
創処置 ･････････････････････････････ 101
創閉鎖 ･･････････････････････････････ 48

た 行

大腸菌 ･･･････････････････････････････ 21
腸球菌 ･･････････････････････････････ 21
低栄養 ･･････････････････････････････ 24
テイコプラニン ･････････････････ 79, 83
剃毛 ･････････････････････････････････ 41
手指消毒方法 ･･･････････････････････ 50
糖尿病 ･････････････････････････････ 23, 39
ドレープ ････････････････････････････ 46

な 行

二重手袋 ････････････････････････････ 55

は行

肺炎桿菌 ··································· 21
バイオクリーンルーム ····················· 57
ハイドロコロイドドレッシング材 ·········· 103
履物の変更 ································· 59
バクテロイデス属 ·························· 21
白血球ラベルシンチグラフィ ··············· 92
バンコマイシン ···················· 77, 82, 83
鼻腔除菌 ··································· 34
鼻腔内保菌スクリーニング ·················· 34
ピペラシリン ······························· 75
表皮ブドウ球菌 ····························· 21
ブラッシング ·························· 43, 50
プロテウス属 ······························· 21
フロモキセフ ······························· 81
糞便連鎖球菌 ······························· 21
縫合糸 ····································· 48
ポビドンヨード ····························· 44
ポビドンヨード含有ドレープ ················ 46

ま行

メチシリン耐性表皮ブドウ球菌 ·············· 1
メチシリン耐性黄色ブドウ球菌 ·········· 1, 21
メトトレキサート ·························· 26

ら行

緑膿菌 ····································· 21
リンコマイシン ····························· 75
連鎖球菌 ··································· 21

欧文索引

Acinetobacter ······························· 21

Bacteroides ································ 21

Candida albicans ··························· 21
CDC (Center for Disease Control and Prevention)
 ··································· 11, 12

cefamandole ····················· 65, 75, 79, 81
CNS (coagulase-negative *staphylococci*) ······ 21

Enterobacter ······························· 21
Enterococcus faecalis ······················· 21
Escherichia coli ···························· 21

^{18}F-FDG PET ······························· 93
flucloxacilline ······························ 69
FRM (neomycin) 含有生食 ··················· 87

HIV 陽性 ··································· 24

Klebsiella pneumoniae ······················ 21

methotrexate (MTX) ························ 26
MRSA (methicillin-resistant *Staphylococcus aureus*) ······························ 1, 21
MRSE (methicillin-resistant *Staphylococcus epidermidis*) ···························· 1

Proteus mirabilis ·························· 21
Pseudomonas ······························· 21
Pseudomonas aeruginosa ··················· 21
Pseudomonas fluorescens ··················· 21

SIRS (systemic inflammatory raction syndrome)
 ······································· 91
SSI (surgical site infection) ···················· 1
 ――, 有無の判定 ························ 91
 ――, サーベイランス ··················· 107
 ――, サーベイランス ··················· 116
 ――, 退院後調査 ······················ 113
 ――, 発生率 ··························· 18
Staphylococcus aureus ····················· 21
Staphylococcus epidermidis ················· 21
Streptococcus ······························ 21
Streptococcus faecalis ····················· 21

TNF 阻害薬 ································· 26

エビデンスに基づいた診断・治療，患者さんへの説明のよりどころとなる，整形外科医必携のシリーズ。

日本整形外科学会 診療ガイドライン

腰痛 診療ガイドライン 2012

■B5判・88頁　2012.11.
ISBN978-4-524-25286-2
定価（本体 2,200 円＋税）

外反母趾 診療ガイドライン 2014
改訂第2版

■B5判・156頁　2014.11.
ISBN978-4-524-26189-5
定価（本体 3,500 円＋税）

骨・関節術後感染予防 ガイドライン 2015
改訂第2版

■B5判・134頁　2015.5.
ISBN978-4-524-26661-6
定価（本体 3,200 円＋税）

橈骨遠位端骨折 診療ガイドライン 2017
改訂第2版

Now Printing

■B5判・164頁　2017.5.
ISBN978-4-524-25286-2
定価（本体 3,800 円＋税）

腰椎椎間板ヘルニア 診療ガイドライン
改訂第2版

■B5判・108頁　2011.7.
ISBN978-4-524-26486-5
定価（本体 2,600 円＋税）

変形性股関節症 診療ガイドライン 2016
改訂第2版

■B5判・244頁　2016.5.
ISBN978-4-524-25415-6
定価（本体 4,000 円＋税）

軟部腫瘍 診療ガイドライン 2012
改訂第2版

■B5判・132頁　2012.3.
ISBN978-4-524-26941-9
定価（本体 3,600 円＋税）

大腿骨頚部/転子部骨折 診療ガイドライン
改訂第2版

■B5判・222頁　2011.6.
ISBN978-4-524-26076-8
定価（本体 3,800 円＋税）

アキレス腱断裂 診療ガイドライン

■B5判・92頁　2007.6.
ISBN978-4-524-24786-8
定価（本体 2,600 円＋税）

腰部脊柱管狭窄症 診療ガイドライン 2011

■B5判・78頁　2011.11.
ISBN978-4-524-26438-4
定価（本体 2,200 円＋税）

前十字靭帯（ACL）損傷 診療ガイドライン 2012
改訂第2版

■B5判・220頁　2012.5.
ISBN978-4-524-26981-5
定価（本体 4,000 円＋税）

上腕骨外側上顆炎 診療ガイドライン

■B5判・64頁　2006.6.
ISBN978-4-524-24346-4
定価（本体 2,000 円＋税）

頚椎後縦靭帯骨化症 診療ガイドライン 2011
改訂第2版

■B5判・182頁　2011.11.
ISBN978-4-524-26922-8
定価（本体 3,800 円＋税）

頚椎症性脊髄症 診療ガイドライン 2015
改訂第2版

■B5判・116頁　2015.4.
ISBN978-4-524-26771-2
定価（本体 3,000 円＋税）

日本整形外科学会 症候性静脈血栓塞栓症予防 ガイドライン 2017

Now Printing

■B5判・100頁　2017.5.
ISBN978-4-524-25285-5
定価（本体 2,800 円＋税）

定価は消費税率の変更によって変動いたします．消費税は別途加算されます．

20170418tsu

骨・関節術後感染予防ガイドライン2015 ―CD-ROM付―

2006年 5月25日	第1版第1刷 発行	監 修　日本整形外科学会
2008年 1月10日	第1版第4刷 発行	日本骨・関節感染症学会
2015年 5月 1日	第2版第1刷 発行	編 集　日本整形外科学会診療ガイドライン
2017年 5月15日	第2版第2刷 発行	委員会
		骨・関節術後感染予防ガイドライン
		策定委員会

発行者　小立鉦彦
発行所　株式会社 南 江 堂
〒113-8410　東京都文京区本郷三丁目42番6号
☎(出版)03-3811-7236　(営業)03-3811-7239
ホームページ http://www.nankodo.co.jp/
印刷・製本　小宮山印刷工業
装丁　土屋みづほ

© The Japanese Orthopaedic Association, 2015

定価は表紙に表示してあります．
落丁・乱丁の場合はお取り替えいたします．

Printed and Bound in Japan
ISBN978-4-524-26661-6

本書の無断複写を禁じます．

JCOPY〈(社)出版者著作権管理機構 委託出版物〉

本書の無断複写は，著作権法上での例外を除き禁じられています．複写される場合は，そのつど事前に，(社)出版者著作権管理機構（TEL 03-3513-6969，FAX 03-3513-6979，e-mail: info@jcopy.or.jp）の許諾を得てください．

本書をスキャン，デジタルデータ化するなどの複製を無許諾で行う行為は，著作権法上での限られた例外（「私的使用のための複製」など）を除き禁じられています．大学，病院，企業などにおいて，内部的に業務上使用する目的で上記の行為を行うことは私的使用には該当せず違法です．また私的使用のためであっても，代行業者等の第三者に依頼して上記の行為を行うことは違法です．

■ 付録CD-ROMについて

1. 収載内容
　本書には，文献アブストラクトフォームをpdf形式で収載したCD-ROM（ハイブリッド版）が付属しています．CD-ROMには本文の内容は含まれておりません．

2. 推奨動作環境
　本CD-ROMをご使用になるには，以下の環境が必要です．
- 800×600ドット以上の解像度を持つディスプレイ
- 4倍速以上のCD-ROMドライブ
- メニューの操作のために，Webブラウザソフト
- 文献アブストラクトフォーム閲覧のために，Adobe Readerなど

※上記環境は，南江堂で動作を確認した範囲において，標準的な動作環境を提示するもので，動作を保証するものではありません．

※個々のソフトウェア，ハードウェアの操作などに関する質問は，それぞれのサポート先にお問い合わせ下さい．

3. 免責事項
1) 本書を購入されてから90日以内に限り，本CD-ROM内に物理的な欠陥があった場合には，これを同一仕様のものと無料でお取り換え致します．
2) 火災，地震，第三者による行為および事故，もしくはご利用者の故意，過失，誤用その他の異常な条件下でのご使用により生じた不具合については，保証の責任を負いません．
3) 本CD-ROM使用によって生じた損害に対する南江堂の責任は，お客様が本書の購入に支払った金額を上限とします．

記載されている会社名や製品名は，各社の登録商標または商標です．